Gewidmet meiner lieben Frau Andrea
sowie meinen lieben Kindern
Christina Elisabeth, Sarah Irina und Jan-Niklas
die alle ohne Impfungen aufwachsen dürfen.

Inhaltsverzeichnis

5

Teil 2: Klassische Homöopathie und gesunde Kinder

Teil 3: Beispiele aus der homöopathischen Praxis

Vorwort zur 4. Auflage

Die 4. Auflage ist wiederum komplett durchgesehen, verbessert und ergänzt. Es ergaben sich auf 42 Seiten kleinere und auch einige größere Änderungen. Darüber hinaus wurde ein Nachwort (Epilog) aufgenommen, in dem anschaulich aufgezeigt wird, daß Impfungen nicht nur den Einzelnen und die Familie angehen, sondern mit der Zeit eine große Gefahr für den Fortbestand der gesamten Menschheit darstellen. Dadurch stieg der Umfang von 123 auf 128 Seiten.

Dr.-Ing. Joachim-F. Grätz, Starnberg, im April 1997

Vorwort zur 3. Auflage

Mit Freude kann ich feststellen, daß dieser kleine Ratgeber zunehmenden Anklang findet und nun schon seiner 3. Auflage entgegensieht. Das zeigt deutlich, welchen Stellenwert diese Thematik bei jungen Eltern hat und welch Informationsdefizit bislang bestand.

Von verschiedenen Seiten wurde als sehr positiv hervorgehoben, daß dieses Werk – als einziges impfkritisches Buch – erstmals biologische Zusammenhänge und Naturgesetzmäßigkeiten anschaulich aufzeigt sowie auch Lösungsmöglichkeiten präsentiert, zum einen vorbeugend und zum anderen in praxi, „wenn das Kind bereits in den Brunnen gefallen ist".

Auf Anregung vieler Gespräche mit jungen Müttern und Therapeuten erscheint diese Ausgabe abermals in erweiterter Form.

Insbesondere wurde ein schwer pathologischer Impfschaden in die Liste der Fallbeispiele mitaufgenommen samt seinen therapeutischen Konsequenzen und Heilungsverlauf (epileptische BNS-Krämpfe, Hypsarrhythmie und Entwicklungsstörungen). Hierbei wird einmal mehr offensichtlich, daß es für Impfschäden durchaus Lösungs- und Therapiemöglichkeiten gibt, selbst wenn die herkömmlichen Prognosen sehr ernst sind und in Richtung schwere Behinderung weisen.

Dieser Ratgeber – ein wissenschaftliches Buch in Volkssprache, wie Professor Hackethal sagen würde – ist in erster Linie für interessierte und/oder betroffene Eltern geschrieben; aber auch Therapeuten finden Hilfe zur Aufklärung und Argumentation bzgl. dieser schwierigen Thematik. Es geht nicht um das Für und Wider *einzelner* Impfungen, sondern hier werden primär *globale Zusammenhänge* entwickelt, die *für alle Impfungen* gelten. Zentralthema ist also das Grundsätzliche: ob Impfungen überhaupt wirken können. – Die Form dieses Buches erhebt keinen Anspruch auf Wissenschaftlichkeit im strengen Sinne; dennoch wurde in der jetzigen Auflage ein umfangreiches Quellenverzeichnis aufgenommen.

Dr.-Ing. Joachim-F. Grätz, Starnberg, im März 1996

Vorwort zur 1. Auflage

„Wer nicht zum Impfen geht, setzt sein Leben aufs Spiel". Diese Schlagzeile war im Januar 1992 auf der Titelseite einer Bayrischen Lokalzeitung im Fettdruck zu lesen. Anlaß solch panikmachender Überschriften ist die zunehmende Impfmüdigkeit der Bundesbürger. Doch die Hintergründe dieser Impfmüdigkeit bleiben für die Öffentlichkeit nach wie vor im Dunkeln. Daß heutige junge Mütter sich mit der Impfthematik sehr gezielt und intensiv auseinandersetzen und daß deshalb im Grunde genommen von einer Impfmüdigkeit beziehungsweise von Desinteresse oder gar Gleichgültigkeit überhaupt keine Rede sein kann, erfährt der homöopathisch arbeitende Arzt oder Heilpraktiker täglich in seiner Praxis. Zudem besteht ein erhebliches Informationsdefizit bezüglich der Impfungen seitens Eltern aber auch Therapeuten, zumal große Werbekampagnen in den Medien (incl. Fernsehen), ja sogar in einschlägigen Kindergartenzeitschriften, versuchen, die Impfungen zu verharmlosen und zu verniedlichen, indem sie sie auf nur einen Piks reduzieren. Schwerpunkt nachfolgender Darstellung sind deshalb die verschiedenen Aspekte der Impfproblematik, so daß die betroffenen Eltern die Möglichkeit haben, sich unvoreingenommen mit dieser schwierigen Thematik zu befassen.

Dr.-Ing. Joachim-F. Grätz, Starnberg, im März 1994

Teil 1: Sind Impfungen sinnvoll?

1.1 „Impfmüdigkeit"

Viele Mediziner sehen schlimme Zeiten auf uns zukommen.
„Wir liegen bei den Impfungen in manchen Bereichen schlechter als ein Entwicklungsland wie Ghana!", beklagt ein Erlanger Professor die Impfmüdigkeit der Deutschen vor der Landesversammlung des Berufsverbandes der Kinderärzte in Bayern.

Seinen Zahlen zufolge sind heute nur noch 70 Prozent aller Kinder gegen Diphtherie und Tetanus „geschützt" (früher waren es über 90 Prozent!). Bei Keuchhusten sank die Quote sogar von 60 auf mittlerweile 30 Prozent. Eine MMR-Impfung (Masern, Mumps, Röteln) weise nur noch jedes zweite Kind auf. „Damit können Epidemien nicht mehr ausgeschlossen werden", so der Erlanger Hochschulmediziner.

„Wir wissen bei vielen Impfungen nicht, welche Schäden sie auslösen können", erklärt demgegenüber der Internist Dr. med. Gerhard Buchwald seine Skepsis. In der Tat birgt seine Kartei – er ist seit mehr als 25 Jahren ärztlicher Berater des Schutzverbandes für Impfgeschädigte e.V. – Tausende von schwer impfgeschädigten Schicksalen.

Unbestritten ist, daß immer weniger Mütter ihre Kinder impfen lassen wollen, beziehungsweise den Impfungen allgemein sehr skeptisch gegenüberstehen und völlig verunsichert sind. Wenn schon impfen, dann höchstens gegen Diphtherie, Tetanus (Wundstarrkrampf) und Polio (Poliomyelitis – Kinderlähmung) – ist eine weit verbreitete Anschauung. Die Angst vor etwaigen Impfschäden gewinnt immer mehr an Raum, zumal Kritiker

11

angesichts der Unsicherheiten nicht nur zur Vorsicht raten, sondern darüber hinaus auch einige Impfungen völlig ablehnen.

Auch zunehmend mehr Kinderärzte nehmen eine differenziertere Haltung gegenüber den herkömmlichen Impfgepflogenheiten ein. Nicht selten wurden sie durch die geballte Ablehnung der jungen Mütter ihrer kleinen Patienten zum Nachdenken angeregt. Dazu kommt, daß bestimmte Impfungen von den Gesundheitsämtern gar nicht mehr öffentlich empfohlen werden (z.B. Keuchhusten seit 1988 nicht mehr*)), was von vielen Kinderärzten leider allzu häufig verschwiegen wird.

Wie kommt es nun zu solch unterschiedlichen Auffassungen und welche Alternativen gibt es zum Impfen? Oder ganz ketzerisch gefragt: Wird durch das Impfen nicht eine falsche Sicherheit erzeugt? Kann Impfen überhaupt nützen?

1.2 Immunität laut offizieller Lehrmeinung

Um diese Fragen hinreichend beantworten zu können, lassen Sie uns zunächst den Begriff der Immunität, wie er in der Schulmedizin gelehrt wird, ein wenig beleuchten.
Immunität kommt aus dem Lateinischen und bedeutet so viel wie Resistenz gegen krank-machende Organismen, insbesondere gegen Infektionserreger oder deren Stoffwechselprodukte. Man unterscheidet zwei Grundtypen von Immunität: zum einen die unspezifische und zum anderen die spezifische Immunität.

---

*) Der neue Pertussis-Impfstoff, für den z. Zt. viel geworben wird – weil öffentlich doch wieder empfohlen –, ist nur für die 2. und 3. Auffrischungsimpfung (Booster-Impfung) zugelassen, nicht aber für die Erstimpfung, was die wenigsten Eltern wissen!

Erstere richtet sich nicht gegen eine bestimmte Substanz und wird durch eine Vielzahl verschiedener physikalischer und biologischer Schutzmechanismen gewährleistet. Sie ist angeboren, wird deshalb auch als konstitutionelle oder genetische Immunität bezeichnet.

Die spezifische Immunität dagegen wird erworben. Sie richtet sich gegen ganz bestimmte Antigene – vereinfachend ausgedrückt, nicht-körpereigene Substanzen -, welche vom Körper als solche erkannt und durch eine festgelegte Immunantwort dingfest gemacht werden. Dies erfolgt – so die heutige Lehrmeinung, die mittlerweile sehr umstritten ist (siehe 1.16) – im wesentlichen durch die sogenannten Antikörper, die im Ernstfall von bestimmten Abwehrzellen mit Gedächtnisfunktion in großen Mengen produziert werden. – Bei einer Erstinfektion läuft diese Abwehrreaktion noch verzögert ab, da die Zellen zunächst „lernen" müssen, den neuen Erreger zu erkennen und zu bekämpfen. Im Verlaufe einer späteren wiederholten Ansteckung reagiert dann das Immunsystem ganz spontan – das Gedächtnis der Abwehr gegen diesen spezifischen Erreger ist „trainiert" – und die Immunantwort erfolgt augenblicklich und gezielt.

1.3 Immunität eines Säuglings

Die Immunität eines Säuglings nach der Geburt und in den ersten Lebenstagen umfaßt trotzdem – auch ohne „Training" – eine ganze Reihe von Krankheiten. Im wesentlichen besteht sie durch die körper-eigene unspezifische Abwehr sowie durch eine Vielzahl von Antikörpern gegen ganz bestimmte Erkrankungen, welche via Plazenta (Mutterkuchen) im Mutterleib erworben wurden. Mit der Zeit werden diese Antikörper allerdings ausgeschieden, so daß damit der kleine Organismus für bestimmte Krankheiten empfänglich wird. Solange das Baby gestillt wird, läßt sich dies aber noch für eine gewisse Zeit hinausschieben, denn auch mit der Muttermilch erhält das Kleine genügend Antikörper und ist somit weiterhin resistent gegenüber einer Vielzahl von Infektionskrankheiten. Erst später, wenn das Immunsystem vollständig auf sich gestellt ist und die „passive Immunisierung" via Plazenta oder Muttermilch nicht mehr gegeben ist, geht dieser natürliche spezifische Nestschutz verloren. Der Organismus des Kindes muß nun selbständig Antikörper produzieren. Dies kann allerdings erst im Falle einer Infektion durch einen sogenannten Krankheitserreger erfolgen.

1.4 Grundgedanke der Impfungen

Der Wunsch, Infektionskrankheiten zu verhindern, ist sehr alt; ebenso die Erkenntnis, daß der Mensch viele Erkrankungen nur einmal in seinem Leben durchmacht. Die Idee der Impfungen, diese Erkrankungen in einer abgeschwächten Form und darüber hinaus zu einem selbst gewählten „günstigen" Zeitpunkt künstlich hervorzurufen, um so im weiteren Leben geschützt zu sein, klingt auf den ersten Blick sehr überzeugend.

Der Grundgedanke der Vaccination (ursprünglich Kuhpockenimpfung) – wie die Schutzimpfung mit lebenden oder toten Erregern seit Pasteurs Begriffserweiterung 1881 heißt – besteht also im Training des Immunsystems. Der Körper soll in die Lage versetzt werden, sich mit der Krankheit in ihrer abgeschwächten Form aktiv auseinanderzusetzen, um die Abwehrzellen zu instruieren, bestimmte gegen diese Krankheit spezifische Antikörper zu produzieren. Da diese Zellen eine Art Gedächtnis haben, welches sie an ihre Nachkommen weitergeben, kann das Immunsystem im Falle einer ernsthaften Krise schnellstmöglich reagieren. In diesem Sinne erscheint das Konzept der vorbeugenden Impfung durchaus als logisch und folgerichtig.

Grundsätzlich gesehen unterscheidet man zwei verschiedene Formen der Impfung: die aktive und die passive Immunisierung.

Bei der aktiven Immunisierung wird das Immunsystem quasi trainiert, selbständig spezifische Antikörper für den Ernstfall zu bilden (Abwehrreaktion wie oben beschrieben). Dies erfolgt, so behauptet die offizielle Medizin, zumeist durch Inokulation (Einführen) abgetöteter Erreger, geschwächter Erreger oder Toxine – wie Stoffwechselprodukte von Erregern. Die Immunantwort des geimpften Organismus besteht in einer aktiven Reaktion zur Ausbildung des Gedächtnisses der Abwehrzellen. (Beispiele von Aktivimpfungen: Pocken, Polio [Kinderlähmung], Tuberkulose, Diphtherie, Tetanus [Wundstarrkrampf])

Die passive Immunisierung erfolgt durch direkte Zufuhr von spezifischen Immunglobulinen (Antikörpern), meist während einer bereits bestehenden Erkrankung. Der Organismus wird also hier nicht in die Lage versetzt, aktiv zu reagieren, sondern – im Gegenteil – ihm wird die Reaktion auf die Antigene durch zugeführte Antikörper weitgehendst abgenommen. Die Globuline werden dann nach ein paar Monaten wieder ausgeschieden, so daß der Schutz der passiven Immunisierung nur für kurze Zeit besteht. – Der Nachteil dieser Impfung besteht darin, daß auf das artfremde Tierserum, welches von einem aktiv immunisierten Tier gebildet worden ist, im Wiederholungsfall eine allergische Reaktion, wie zum Beispiel der lebensgefährliche anaphylaktische (allergische) Schock, auftreten kann. Aus die-

15

sem Grund muß bei wiederholter passiver Impfung das Serum der Tierart, aus welchem der Impfstoff gewonnen wurde, gewechselt werden (Beispiele von Passivimpfungen: Diphtherie, Tollwut).

Beide Immunisierungen haben unterschiedliche Zielrichtungen: Während die aktive primär zur Vorbeugung von virulenten oder lebensbedrohlichen Infektionskrankheiten gedacht ist (Vergleich: Ausbildung der eigenen Truppen zu Friedenszeiten für den Ernstfall mittels Manöver mit Gefechtsfeldsimulation), hat die passive Impfung ihren Schwerpunkt bei schon bereits bestehenden Erkrankungen (Vergleich: Zuhilferuf einer Division des „großen Bruders" bei bereits bestehendem Krieg).

Darüber hinaus gibt es auch noch die sogenannte Simultanimpfung, eine kombinierte Aktiv-Passiv-Impfung. Hier wird das Immunsystem einerseits aktiv trainiert, andererseits wird der Organismus für die bereits bestehende Infektion durch Immunglobuline passiv unterstützt.

Die oben genannte natürliche Immunisierung des Säuglings via Plazenta oder Muttermilch ist vergleichbar mit einer breit angelegten passiven Immunisierung.

1.5 Neuere Erkenntnisse bezüglich der Mikroben

Soweit die offizielle Medizin! Neuere Forschungsergebnisse zeigen allerdings, daß dieses Gedankengebäude – konzipiert aufgrund *rein theoretischer Überlegungen* – in sich wackelig geworden ist. So folgerichtig es auf den ersten Blick erscheint, so unhaltbar ist es geworden – nicht nur unter homöopathischen Aspekten, sondern auch aus allgemeinmedizinischer Sicht.

Eine herausragende Betrachtung in dieser Diskussion ist die Tatsache der *Zweiphasigkeit der Erkrankungen*, welche rein empirisch gefunden wurde und sich als echtes Naturgesetz

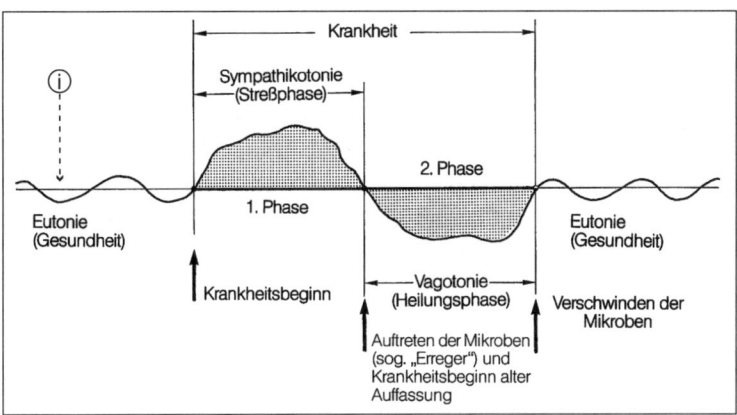

Bild 1: Zweiphasigkeit der Erkrankungen mit Sympathikotonie und Vagotonie

herauskristallisiert hat. Nach dieser Erkenntnis verläuft jede Erkrankung, d.h. jede Bagatellerkrankung bis hin zum Krebs, – grob gesehen – nach einem ganz bestimmten Muster. Zunächst beginnt die sogenannte Streßphase, in der der sympathische Anteil des vegetativen Nervensystems*) dominant ist, die Dauersympathikotonie (erkennbar an kalten Händen, Appetitlosigkeit, Schlaflosigkeit und vielem mehr). Die zweite Phase, die häufig mit Schlappheit und Fieber einhergeht und die früher als die eigentliche Krankheit angesehen wurde, wird durch die vagotone (parasympathische) Innervierung, den anderen Teil und Funktionszustand des vegetativen Nervensystems, bestimmt, der sog. Dauervagotonie. Beides erfolgt gezielt durch den „Zentralcomputer" – unser Gehirn. – *Erst in der zweiten Phase*

---

*) siehe Begriffserläuterungen, S. 116

17

der Erkrankung treten vermehrt die sogenannten „Erreger"
auf, die eigentlich überhaupt *keine echten Initiatoren der Er-*
krankung sind, sondern bestenfalls ihre *Indikatoren.*

Dies wissen die Homöopathen schon seit langem, spricht doch
Hahnemann – er lebte in der vor-bakteriologischen Zeit! –
schon vom krankmachenden Agens und meint nicht etwa Mikroben, sondern ein immaterielles geistartiges Agens! Auch Allen, berühmter Schüler Hahnemanns und Professor für Haut-
und Geschlechtskrankheiten in den USA, lehrt, die Mikroorganismen seien nicht die Ursache krankhafter Zustände, sondern
deren Folgen.

Genau genommen muß es nun heißen:

Die Mikroben sind die Indikatoren der zweiten Phase einer Er-
krankung, denn ihnen läuft immer eine sympathikotone Streß-
phase voraus!

Sie werden zentral dirigiert und aktiviert durch unser Gehirn
und haben ganz bestimmte Aufräumarbeiten in Abhängigkeit
ihrer Keimblattzugehörigkeit zu erfüllen. In diesem Sinne „be-
arbeitet" jede der Mikroben-Gruppen jeweils nur ganz bestimmte Organgruppen, welche dieselbe Keimblattzugehörigkeit aufweisen, was *ontogenetisch* – das heißt, entwicklungs-
geschichtlich – bedingt ist.

Die Mikroben unterstützen den Körper bei der Wiederherstel-
lung seiner Gesundheit! Der Zeitpunkt, ab wann sie „bear-
beiten" dürfen, hängt nicht etwa – wie bisher fälschlicherweise
angenommen – von äußeren Faktoren ab, sondern wird viel-
mehr ausschließlich von unserem Zentralcomputer Gehirn bestimmt. Die Mikroben haben also ihren Sinn und ihre

18

physiologische Aufgabe. „Und wir glaubten immer, die Mikroben hätten ein Organ ‚befallen' oder angegriffen!", Dr. med. Hamer in einem Vortrag über die Neue Medizin.

Es geht also nicht generell um die „bösen" Mikroben, die es auszurotten gilt, sondern jene verschwinden automatisch, wenn sie nicht mehr gebraucht werden.

Die Vorstellung vom Immunsystem als dem Kampf von Gut gegen Böse kann demnach nicht mehr vollständig aufrecht erhalten werden. Das Immunsystem im bisher geglaubten Sinne gibt es nicht! Es bleiben nur die Fakten, nicht aber das vermeintliche System!

Das bedeutet nicht, daß derlei Reaktionen völlig harmlos sind! Im Gegenteil – sie können unter Umständen sehr heftig ausfallen und anstrengen, im Einzelfall auch zum Tode führen! Im Grunde genommen ist aber das Auftreten der Mikroben ein Anzeichen für die zweite Phase einer Erkrankung, der vagotonen Heilungsphase.

Mit anderen Worten, *die sogenannten Erreger treten immer erst mit einem bestimmten Terrain auf, unter einer ganz bestimmten Innervierung!* Also niemals bei vollkommener Gesundheit, bei der sich der sympathische und der vagotone Anteil des vegetativen Nervensystems die Waage halten – in der sogenannten Eutonie. Erst die Veränderung des Terrains, des Milieus – bedingt durch die zentrale Fehlsteuerung (eine Art Not- oder Sonderprogramm der Natur) – begünstigt das Wachstum und die Vermehrung der Mikroben.

Dies bestätigt auch Dr. Rosenow. Er hat bereits 1910 nachweisen können, daß es *keine bestimmte Bakterienart* gibt und daß alle Mikroben imstande sind, ihre Struktur dem Nährboden anzupassen. Auch heute ist es möglich, einen Pneumococcus in einen Streptococcus oder Staphylococcus umzuwandeln, indem man im Labor nur den Nährboden verändert. *Entscheidend ist also das Milieu, das den Keim bestimmt und entstehen läßt.* – Diese Zusammenhänge lassen erhebliche Zweifel entstehen an der ätiologischen (ursächlichen) Diagnose infektiöser Krankheiten.*)

Unabhängig davon gelang Professor Enderlein, der auf den Forschungsergebnissen von Antoine Bêchamp, einem Zeitgenossen Pasteurs, aufbaute, schon 1916 der Nachweis, daß alle Mikroben einen potentiellen Entwicklungskreislauf durchmachen (Bakterien-Cyclogenie), der sich morphologisch unter genau festgelegten Voraussetzungen von allerkleinsten Ursprüngen im Bereich lebender Moleküle ultramikroskopischer Größenordnung über die Größen und Formen der Viren, Mikrokokken, Kokken, Spirillen, Plasmodien und Stäbchen bis hin zu den Pilzphasen erstreckt (Pleomorphismus der Mikroben) [Die Lehrbuch-Bakteriologie kennt nur dogmatisch feststehende, als „Krankheitserreger" definierte Einzelstadien aus diesem Kreislauf und teilt die Mikroben in unveränderliche Arten und Gattungen ein.] – eine Erkenntnis, die mit der Naturgesetzmä-

---

*) Ein Beispiel aus der Literatur: Aus dem Liquor (Gehirn-Rückenmark-Flüssigkeit) eines Patienten wurden je nach Nährboden unterschiedliche Keimspektren kultiviert. Während zunächst Neisseria meningitidis („Erreger" der Meningitis [Hirnhautentzündung]) und Streptococcus pneumoniae („Erreger" von Lungenentzündung, Bronchitis, Meningitis, Mittelohrentzündung, etc.) am häufigsten isoliert werden konnten, zeigte sich nach einer ‚Korrektur' des Nährmediums ein massives Wachsen von Haemophilus influenzae („Erreger" einer Form der Grippe, Meningitis, Arthritis, Lungenentzündung, etc.). Dies ist von entscheidender Bedeutung, um die Wertigkeit von HIB-Impfprogrammen einzuordnen. – Entscheiden Sie, welches Resultat Sie haben wollen und wählen Sie den entsprechenden Nährboden!

ßigkeit der Zweiphasigkeit der Erkrankungen und mit dem ontogenetisch bedingten System der Mikroben im Einklang steht.

Es ist also nicht die Gewohnheit, welche Immunität verleiht,
und noch viel weniger ist es eine erzwungene Einführung von
Mikroben, welche – wenn alles reibungslos verläuft – die Pro-
duktion von bestimmten Antikörpern veranlaßt!

Das Einbringen solcher Mikroben zwecks „Training" des
Immunsystems in einen gesunden Organismus, der nicht auf
Vagotonie „umgeschaltet" ist (siehe Bild 1: i), muß demnach
zwangsläufig Folgen haben. Der Körper ist ja auf die Invasion
derlei Kleinstlebewesen in keiner Weise vorbereitet! *Impfungen
können deshalb kein Immuntraining sein, sondern sie sind die
Ursache für ein völlig durcheinandergebrachtes Immunsystem!*

Dies wurde auch Pasteur mit der Zeit zunehmend klarer, als er
in seinen späteren Jahren den Wahrheitsgehalt der Forschungs-
arbeiten Bêchamps anerkannte und zugab, daß der Organismus
zunächst in einen kranken Zustand verfällt, in dessen Folge
Bakterien und Viren wuchern können. Er gestand schließlich:
„Die Mikrobe ist nichts, das Terrain ist alles." Der Vater der
Mikrobiologie war nun gegen Ende seines Lebens auch der
Überzeugung, daß die Mikroben nur Anzeiger, keineswegs aber
Verursacher von Leiden seien. „Wenn Sie meinen, Krankheiten
einfach dadurch beseitigen zu können, daß Sie die dabei auftre-
tenden Bakterien unterdrücken und abtöten, dann können Sie
ganz schlimme Wunder erleben." (vgl. 2.3) Auch Virchow, der
Begründer der Zellularpathologie – „Die Krankheit sitzt in der
Zelle" – bekannte sich gegen Ende seines Lebens zur Lebens-
kraft (vgl. 2.2)!

*„Dennoch verharrt die etablierte Lehrmedizin auf den ,Jugend-
sünden' Virchows und Pasteurs ungerührt bis zum heutigen*

21

Tag.", so Dr. med. Otto Eichelberger Anfang 1995 in München, und bringt damit das natürliche Gleichgewicht der Mikroben im Organismus durcheinander, ohne an den eigentlichen Ursachen der Krankheit zu rühren.

Selbst der Vater der Impfungen, Edward Jenner, der nicht nur seinen eigenen Sohn durch die Pockenimpfung verlor – er starb mit 21 Jahren als geistig behindertes Kind -, sondern dessen schwangere Frau auch mit dem Abort ihres eigenen Babys teuer dafür bezahlen mußte, stellte später fest, daß sein Verfahren keinen Schutz hinterließ, denn von ihm geimpfte Personen erkrankten trotzdem an Pocken. Am Ende seines Lebens überkamen ihn Zweifel: „Ich weiß nicht, ob ich nicht doch einen furchtbaren Fehler gemacht und etwas Ungeheures geschaffen habe." – Nur hatte sich der Prozeß mittlerweile verselbständigt und war nicht mehr aufzuhalten! Jenners Bedenken wurden falsch ausgelegt, man erkannte in ihnen nicht die Reife des Alters; kein Mensch hörte mehr auf den senilen Greis.

Ganz allgemeine und banale Beobachtungen bezüglich der allgemeinen Infektionskrankheiten, die heute jedermann leicht nachvollziehen kann, bestätigen diese Erkenntnisse:

– Die „Erreger" *verschwinden auch von alleine,* wenn die Krankheit vorüber ist (auch wenn kein Mittel gegeben wurde).
– Die „Erreger" sind ubiquitär (allgegenwärtig) – niemand lebt in einer sterilen Umgebung, trotzdem werden *nicht alle* krank!
– Die „Erreger" sind ubiquitär, trotzdem werden wir *nicht dauernd* krank!
– Epidemien hören aus unerklärlichen Gründen irgendwann (schlagartig) *von selber auf* – dies stimmt nicht mit der Ten-

22

denz der „Erreger" überein, sich fortlaufend zu vermehren! (Das gilt auch für die großen Cholera- und Pest-Epidemien der Geschichte. – Anderweilig wäre die gesamte Menschheit schon längst ausgerottet!)
– *Nicht alle* Kinder einer Familie erkranken gleichzeitig, obwohl die Mutter alle zusammen „in ein Bett steckt", damit sie es „in einem Abwasch durchmachen".

1.6 Impfreaktionen und -schäden

Man braucht kein Impfgegner zu sein, sondern lediglich ein nüchterner und sachlicher Beobachter, um immer wieder feststellen zu müssen, daß Kinder nach Impfungen – gleich welcher Art – in ihrem Allgemeinzustand beeinträchtigt sind. Geimpfte sind insgesamt anfälliger gegen Infektionskrankheiten als Nicht-Geimpfte. Klassisch arbeitende Homöopathen haben täglich mit derlei Zusammenhängen zu tun, aber auch aufmerksame Kindergärtnerinnen bestätigen dies immer wieder.

Die Reaktionen auf Impfungen können vielfältiger Natur sein. Die Skala' reicht von „gar keine" bis zur schwersten Encephalitis (Gehirnentzündung) mit folgender Demenz (Verlust intellektueller Fähigkeiten und des Persönlichkeitsniveaus infolge Hirnschädigung).

Vergleichbar harmlose Reaktionen sind Fieber, Schmerzen und Entzündungen an der Einstichstelle. Aber auch Komplikationen, welche von vorübergehender Natur oder von Dauer sein können, treten vermehrt auf. So geht häufig die Ursache einer Verhaltensstörung, zum Beispiel das hyperkinetische Syndrom (Hyperaktivität) – die Kinder sind unruhig, benehmen sich auffällig und aggressiv – oder der allgemeine „Entwicklungsrückstand" – die Kinder lernen spät und auch schlecht sprechen, sie sind unter Umständen kaum in der Lage, lesen zu lernen (Legasthenie) -, auf das Konto einer vorausgegangenen Impfung zurück. Auch die sogenannte Neurodermitis oder der Heuschnupfen sowie das kindliche Asthma sind vielfach mit einer Impfung in Zusammenhang zu bringen. Andere Erscheinungen sind Schlafsucht, Interessenlosigkeit, Lähmungen, Augen-, Ohren- und Stimmdefekte sowie Defekte des Atemsystems, Charakterstörungen bis hin zu Gewalttätigkeit und Kriminalität, Wachstumsstillstand, rheumatische Erkrankungen, Reaktionsstarre (unvollständige Reaktionen bei Infektionen; beispielsweise keinerlei Fieberentwicklung, wo Fieber zu erwarten wäre), stundenlanges unmotiviertes schrilles Schreien, Krampfanfälle, die im Gegensatz zur Epilepsie mit Medikamenten kaum zu beeinflussen sind, muskuläre Hypotonie (Schwäche der Arme und Beine), Spastizität, Autismus, elektiver Mutismus, Identitätsstörungen, Chorea, Autoimmunkrankheiten, Ataxien, Diabetes, Bettnässen und vieles mehr.

In den USA leiden etwa 20% der Kinder – eines von fünf – an einer solchen „Entwicklungsstörung". „Würde ein feindlicher Staat unserem Land dermaßen zusetzen, so würden wir ihm den Krieg erklären." sagt Harris L. Coulter in seinem Buch „Impfungen – der Großangriff auf Gehirn und Seele". „Aber es sind wir selbst, die uns dermaßen zusetzen und wir hören und hören nicht auf damit."

Von Impfschäden spricht man im allgemeinen (bei den Behörden) erst dann, wenn es um dramatische Schäden geht, die für jedermann offensichtlich sind und bei denen sich der Impfzusammenhang nicht mehr abstreiten läßt. Nur diese werden offiziell anerkannt! „Das ist aber nur die Spitze des Eisbergs!", meinen viele Kritiker und auch die Homöopathen wissen es aus ihrer Praxis heraus. Sie können unmittelbar auf die Impfung folgen oder sie treten nach einigen Tagen bis Wochen auf, vielfach sogar erst nach Monaten oder Jahren.

Dazu gehören leider auch Todesfälle! In einem schwachen Immunsystem schafft der Impfstoff Voraussetzungen für neue tödliche Infektionen. So wird von vielen Forschern der „plötzliche Kindstod" (SIDS), der sehr gefürchtet ist und nach wie vor unerklärlich zu sein scheint, in einem offensichtlichen Zusammenhang mit Impfungen – insbesondere gegen Pertussis (Keuchhusten) – gesehen.

Professor George Dick, Präsident des Institute of Medical Laboratory Technology, schreibt zu dieser Thematik im British Medical Journal einen bemerkenswerten Satz: „Wenige Ärzte neigen dazu, einen Todesfall oder eine Komplikation einer Methode anzulasten, die sie selbst propagieren und an die sie glauben."

1.7 Impfreaktionen bei Säuglingen

Bei Säuglingen und Kleinkindern sind Impfschäden, die eine Gehirnschädigung und damit eine geistige Behinderung zur Folge haben, in der Regel schwer erkennbar, da in diesem Lebensalter Krankheitszeichen nicht geäußert werden können und bestimmte spezifische Krankheitszeichen auch noch nicht auftreten. *Das Gehirn ist wegen seiner Unreife – bis etwa zum dritten Lebensjahr – nicht in der Lage, auf die durch die Impfung gesetzte Schädigung in einer bestimmten Art (Entzündung) zu reagieren.* Erst danach lassen sich alle zu einer „postvaccinalen Encephalitis" (Impf-Gehirnentzündung) gehörigen Symptome eindeutig nachweisen!

Bei uns in Deutschland werden aber die Kinder sehr früh – vor Erreichen des „Encephalitisalters" – geimpft! Die mögliche Reaktionsform kann daher „nur" in einer *postvaccinalen Encephalopathie"* (Gehirnerkrankung nach Impfung) bestehen, welche *in ihrem akuten Stadium relativ symptomlos* verläuft und deshalb schwer zu erkennen ist. Sie hat außerdem in einem viel größeren Maße Spätschäden zur Folge (Hyperaktivität, Autismus, Lernstörungen aller Art, retardierte Entwicklung, Sprachverzögerung, Intelligenzdefekte, Fettsucht, Abmagerung, Erkältungsneigung, Aggressivität, etc. – bedingt durch eine Unterbrechung des Myelinisierungsprozesses im Gehirn), was Coulter in seinem Buch „Impfungen – der Großangriff auf Gehirn und Seele" eindeutig nachweist und als Formen des „postencephalitischen Syndroms" beschreibt, ein Sammelbegriff für die nach einer mehr oder weniger stark ausgeprägten Gehirnerkrankung auftretenden körperlichen, seelischen und geistigen Schäden! Das Erschreckende daran ist, daß *schwere langfristige neurologische Folgen nicht unbedingt verknüpft sein müssen mit heftigen akuten Reaktionen auf vorangegangene Impfungen.*

Dies bedeutet für die homöopathische chronische Anamnese (siehe auch 1.9), daß *die von Eltern oft gemachte Aussage „Alle Impfungen wurden gut vertragen" im Prinzip völlig wertlos ist.*

1.8 Fragwürdiger Impfschutz

Ungeachtet der Erkenntnis der Zweiphasigkeit der Erkrankungen und dem ontogenetisch bedingten System der Mikroben, welche derzeit nur wenigen Forschern geläufig sind, ist es nach Meinung vieler unabhängiger Impfforscher unbestritten, daß *Impfen nicht vor der Krankheit schützt, gegen die geimpft wird.* Im Falle einer Infektion trotz Impfung ist deren Verlauf vielfach wesentlich

26

schwerer und die Gefahr einer Hirn- oder Organschädigung höher. Dies bestätigen auch Kinderärzte, welche sich dazu entschlossen haben, das Impfen in ihrer Praxis einzustellen: „Seitdem ich nicht mehr impfe, sind die Kinder meiner Praxis durchweg gesünder."

In den USA gibt es beispielsweise Masernausbrüche an Schulen, wo 99 Prozent der Schüler geimpft sind! Dies wird selbst von der amerikanischen Kontrollbehörde „Centers of Disease Control (CDC)" bestätigt. Derartige Phänomene sind allerdings nicht neu und schon seit Beginn der Massenimpfungen gegen Pocken bekannt (also fast von Anfang an)! So wird z.B. aus Sachsen berichtet, daß im frühen 19. Jahrhundert immer wieder Fälle auftraten, bei denen zuvor Geimpfte dennoch an Pocken erkrankten. Pockenepidemien, bei denen fast neun Zehntel geimpft waren! Oder 1828 der große Ausbruch in Marseille mit 40.000 Befallenen, darunter 30.000 Geimpften! Im Falle Schwarzafrika sprechen Experten sogar von Genozid, denn „man kann nicht kranke Kinder impfen – Kinder, die unterernährt sind – und dann erwarten, daß es gut geht. Auf diese Weise bringt man mehr Kinder ums Leben, als durch die natürliche Krankheit dahingerafft worden wären."

Darüber hinaus kann beobachtet werden, daß die normale Ansteckung und „Durchseuchung" im Kindesalter durch eine Impfung zunehmend verhindert wird, so daß es zur Verschiebung der Erkrankungen ins Pubertäts- und Erwachsenenalter kommt. Außerhalb des Kindesalters verlaufen aber die Kinderkrankheiten wesentlich gefährlicher und häufiger mit Komplikationen!

Eine derartige Verschiebung wurde selbst schon vor 120 Jahren bei den Pocken dokumentiert. Befürworter der Impfung mußten zugeben, daß die Pocken, „früher ausschließlich Kinderkrankheit, nunmehr in überwiegender Anzahl (80-90% sämtlicher Erkrankungen) Erwachsene befällt".

27

1.9 Impfungen und Klassische Homöopathie

Es ist die Ironie der Geschichte, daß Edward Jenner, der Vater der Impfungen, 1796 die Pockenschutzimpfung erfand, im gleichen Jahre, als Samuel Hahnemann mit seiner Homöopathie an die Öffentlichkeit ging.

Bereits zu Lebzeiten Hahnemanns (1831) machten namhafte Schüler auf die „Gefährlichkeit der Pocken-Vaccine" aufmerksam. Heute verfügt die Homöopathie über ein fast 200jähriges Wissen in der Behandlung von Impfnebenwirkungen und -komplikationen.

Unter dem Gesichtspunkt ihrer Gesetzmäßigkeiten sind die meisten Impfreaktionen und -schäden sykotischer Natur. Es kommen aber auch psorische, syphilitische und vor allem tuberkulinische Impfreaktionen vor! – Impfreaktionen gehören also zu einem ganz bestimmten Typ chronischer Grundkrankheit (Miasma*)), welche im Körper des Kindes schon latent vorhanden ist (vgl. Teil 2, insbesondere auch die Fallbeispiele 3.3 und 3.4).

So sind beispielsweise als deutliche Anzeichen eines sykotisch belasteten Säuglings Blähungen bzw. Blähungskoliken, Windeldermatitis bis hin zu offenen und nässenden Hautarealen im Windelbereich, Säuglingsschnupfen sowie Bindehautentzündungen mit Verklebungen von Wimpern oder Lidern zu nennen. Alles in allem erste miasmatische Zeichen einer ernsthaften erblichen Belastung, welche sich mit den Jahren mit ständig neuen Gesichtern immer weiter entwickelt und mit der Zeit zur Destruktion des Organismus führt.

---

*) siehe Begriffserläuterungen, S. 116

Eine Impfung ist nun in der Lage, die miasmatische – häufig sykotische oder tuberkulinische – Prädisposition, welche das Kind von seinen Eltern geerbt hat, zu aktivieren. Die latente Sykosis oder Tuberkulinie, die zuvor kaum wahrnehmbar war, erwacht aus ihrem Dornröschenschlaf und kommt an die Oberfläche. Sie kann sich in vielfältigen Formen zeigen. In nicht wenigen Fällen verbindet sie sich sogar mit einem anderen aktiven Miasma, welches dem kleinen Erdenbürger sowieso schon zu schaffen macht, und richtet so verheerende Wirkungen an.

Erinnern wir uns an die Gesetzmäßigkeiten der Klassischen Homöopathie: Alles Chronische geht zurück auf nur drei beziehungsweise vier chronische Grundkrankheiten, die sogenannten *Miasmen* (vergl. 2.6)! Das sind die *Psora,* die *Sykosis,* die *syphilitische Konstitution* und die *Tuberkulinie,* auch *Pseudopsora* genannt. Indem diese Miasmen mit Hilfe der Homöopathie schrittweise eliminiert werden, findet der Organismus wieder zur Gesundheit – und zwar zu andauernder, (fast) absoluter Gesundheit.

Auf unsere Impfthematik bezogen bedeutet dies, daß *die Homöopathie durchaus in der Lage ist, oben genannten Aktivierungsprozeß zurückzudrehen.* Mehr noch! Die miasmatische Konstitution läßt sich zumeist gänzlich ausrotten, so daß die Prognose recht positiv ist und es häufig zu völlig unauffälligen Kindern kommt (vgl. Beispiele in Teil 3). Unüberbrückbare Schwierigkeiten entstehen in der Regel erst dann, wenn schon schulmedizinisch über Jahre hinweg mit schwersten Medikamenten therapiert oder einschneidende Operationen als notwendig erachtet wurden. Aber auch dann ist noch verhältismäßig viel zu erreichen!

Bei der chronischen Anamnese wird der Homöopath immer nach Impfungen fragen. Insbesondere ist er daran interessiert, wieviele Impfungen in welchem Zeitraum durchgeführt und wie diese vertragen wurden. Selbst kleinste „Unauffälligkeiten", die manchmal nach einer Impfung beobachtet werden können – wie zum Beispiel ein kleines Zucken mit Armen oder Beinen -, aber auch Auffälligkeiten – wie vermehrte Schlafsucht, Interessenlosigkeit, schrilles Schreien, ein offensichtlicher Entwicklungsknick und dergleichen mehr – sind für ihn von großer Bedeutung. Es sind aber nicht nur die Überreaktionen, welche ihm eine mögliche Impfreaktion anzeigen! Auch „Unterreaktionen" – wie beispielsweise das Nicht-Angehen von Pocken, weshalb dann Wiederholungsimpfungen durchgeführt wurden – können wegweisend für seine Mittelwahl sein. Gerade eine nicht-angegangene Impfung – wenn keinerlei lokale Erscheinungen aufgetreten sind, mit denen sich der Organismus mehr oder weniger von den eingebrachten Toxinen befreit – greift tief in die Konstitution ein; das „Angehen" wird zu einem chronischen Prozeß, der sog. chronischen Vaccinose.

1.10 Kinderkrankheiten aus homöopathischer Sicht

Die natürliche Immunität beruht nicht nur auf dem Vorhandensein von Antikörpern, sondern einer ganzen Reihe von generellen und lokalen Abwehrkräften. Oberstes Gesetz ist immer wieder das zu beobachtende Phänomen: „Ein Gesunder wird nicht krank." (Dr. Eichelberger). Dies scheint auf den ersten Blick ein Allgemeinplatz zu sein. Aber – wer kann schon von sich behaupten, wirklich vollkommen gesund zu sein? *Absolute Gesundheit ist – homöopathisch gesehen – gleichbedeutend mit „frei von Miasmen"!* Wer kann sich so glücklich schätzen und von absoluter Gesundheit sprechen? Die meisten von uns haben irgend eine latente chronische Grundkrankheit geerbt oder erworben. Vielfach sind es sogar Kombinationen oben genannter

30

vier! Die Voraussetzung jeglicher Erkrankungen ist demnach das Vorhandensein einer Schwäche.

Wenn nun ein Kind an einer *Kinderkrankheit* erkrankt, so ist dies als *positiver Versuch der Natur* zu werten, *sich von einem dieser ererbten chronischen Miasmen vorübergehend* – für vielleicht fünf bis zehn Jahre – *zu befreien* (syphilitisch: Scharlach, Diphtherie; tuberkulinisch: Keuchhusten, Masern, Röteln; sykotisch: Mumps, Windpocken). Diesen *miasmatischen Selbstheilungsversuch* beschreibt John Henry Allen in seinem Werk „Die chronischen Krankheiten – die Miasmen" sehr treffend: „Wenn sie (die Kinderkrankheiten, Anmerk. des Verfassers) richtig mit den homöopathischen Einzelmitteln behandelt werden, verschwinden sie ohne Nachkrankheiten, wobei das ganze System weitgehend von seinem vorhandenen Miasma befreit und erneuert worden ist. Wenn aber diese Krankheiten falsch behandelt werden, können wir jede Art chronischer miasmatischer Stauung (d.h. Komplikation, Anmerk. des Verfassers) bekommen, die entweder für immer bleibt oder mit der Zeit das Leben vernichtet."

So gesehen, können wir auch besser verstehen, daß nicht jedes Kind jede Kinderkrankheit durchmacht! – Der Organismus braucht diese Krankheit für seine Entwicklung! Und das nicht nur auf organischer Ebene! – Viele von uns werden schon festgestellt haben, daß ihr Kind nach einer durchgemachten Kinderkrankheit nicht nur körperlich stabiler geworden ist, sondern auch geistig reifer und verständiger.

In jeder Kinderkrankheit findet also ein Reifungsprozeß statt, der für die menschliche Entwicklung notwendig ist.

Dies gilt aber nur dann, wenn die Krankheit in Ruhe gelassen wird. Eine Behandlung mit fiebersenkenden Mitteln, Antibio-

tika, Cortison oder anderen unterdrückenden Medizinen hat
strengstens zu unterbleiben! Dadurch würde der Körper in seinen ausleitenden Funktionen massiv behindert werden, was einer Unterdrückung der vagotonen Heilungsphase gleichkäme
(siehe Bild 1, S. 17). Auch bei jeglicher Form lokaler An-
wendungen ist Vorsicht geboten, denn der *Krankheitsprozeß ist
ja bekanntlich energetischer Natur und nicht materieller!* (Vgl.
2.2) Nicht der Ausschlag ist die Krankheit; sie zeigt sich nur
durch ihn und dieser ist notwendig für den Reinigungsprozeß.

Grundsätzlich gesehen besteht die Möglichkeit, daß eine Kinderkrankheit die Gesundheit eines Kindes verbessern oder
verschlechtern kann. Die ererbten und erworbenen Miasmen
sowie die Lebenskraft des einzelnen Kindes spielen dabei die
zentrale Rolle, ob es aus der Erkrankung gesünder hervorgeht
oder nicht. – Um es noch einmal in aller Deutlichkeit zu sagen:
*Es ist nicht die Kinderkrankheit, welche etwaige Komplikatio-
nen verursacht, sondern die Prädisposition, der erblich beding-
te Hintergrund, das Miasma – sozusagen die Krankheit hinter
der Krankheit!*

Selbstverständlich können Kinderkrankheiten durch gezielte
Homöopathie unterstützt werden, so daß sie ohne Komplikationen verlaufen und bleibende chronische Schäden vermieden
werden. Ein Homöopathikum wird den Organismus in seinem
Ausscheidungsprozeß unterstützen und gegebenenfalls das
Exanthem (den Hautausschlag) – sofern es sich um eine exan-
thematische Krankheit handelt, wie zum Beispiel bei Scharlach
– richtig herausbringen. Durch diese Wirkungsweise – die biologischen Notfunktionen optimal zu unterstützen – kommt es
nicht zu dem in Teil 2 diskutierten Phänomen der Unterdrückung (vergl. 2.3). Das Offenhalten des physiologischen
Notventils zur Ausscheidung schädlicher Toxine gewährleistet,

daß der Heilungsprozeß viel schneller verläuft und die Krankheit für den Patienten nicht so anstrengend empfunden wird.

Darüber hinaus besteht in einigen Fällen auch die Möglichkeit, prophylaktisch homöopathisch zu „impfen". Dies ist, streng genommen, aber nur bei Ausbruch einer bereits bestehenden „Seuche" sinnvoll. Beispielsweise lassen sich Kinder und Säuglinge, deren Geschwister im Kindergarten Kontakt mit Masern oder anderen Kinderkrankheiten hatten, durch die Gabe der entsprechenden Nosode (oder eines anderen angezeigten Similes) in Hochpotenz homöopathisch vorsorglich schützen. *Voraussetzung ist aber das gehäufte Auftreten der Infektionskrankheit und die Übereinstimmung des sogenannten Genius epidemicus mit der Nosode oder dem anderen Simile.* Dies gilt im Prinzip für alle Infektionskranheiten und bleibt nicht auf Kinderkrankheiten beschränkt; es hat auch von der Idee her nichts mit dem eigentlichen Impfen gemein (siehe auch S.120).

1.11 Kinderkrankheiten und Impfen

Wird das Durchmachen einer für den Organismus notwendigen Kinderkrankheit durch eine konventionelle Impfung behindert, so gibt es keine Möglichkeit, sich von dem zur Zeit aktiven Miasma zu befreien. In der Regel kommt ein Schwelprozeß in Gang, der nicht selten ins Chronische abdriftet. Außerdem ist immer wieder feststellbar, daß eine Impfung nicht vor der Krankheit schützt, sondern diese nach einer Infektion bestenfalls gedämpft abläuft. Was aber im allgemeinen unter „gedämpft" verstanden wird, ist – mit der homöopathischen Brille betrachtet – sehr fragwürdig. Da ziehen sich Krankheiten recht häufig unterschwellig in die Länge, ein Hautausschlag kommt nicht richtig heraus oder der Organismus des Kindes ist nicht imstande, ein vernünfiges Fieber zu entwickeln! Das heißt, um es kurz und prägnant zu sagen: *Der Organismus ist seiner Selbstregulationsfähigkeit weitgehend beraubt!* In vielen Fällen kann man auch besonders schwere Infektionsverläufe beobachten (Phänomen der Hypersensibilität), wie zum Beispiel nach einer Grippeimpfung.

Die amerikanische Virologin Dorothy Hartmann, die als Spezialistin für Probleme der Röteln und Rötelnimpfung gilt, fand bei echten Röteln eine Zweiterkrankungsrate von nur etwa 3 Prozent. Bei Geimpften stieg diese jedoch auf circa 80 Prozent an! *Mehr als die Hälfte der geimpften Kinder erkrankte also trotz Impfung!* Somit schließt die Rötelnimpfung die Gefahr einer erneuten Rötelninfektion während der Schwangerschaft keineswegs aus und damit auch nicht die Gefahr einer rötelnbedingten Schädigung des Ungeborenen (Rötelnembryopathie). Frau Hartmanns Rat: „Möglichst vielen jungen Mädchen sollte weiterhin die Möglichkeit belassen werden, schon als Kind die echten Röteln mitzumachen."

Die Impfviren können das Immunsystem nicht in dem gleichen Maße aktivieren wie die natürlichen „Wildviren". Das zeigt sich zum Beispiel auch daran, daß die Antikörperkonzentration nach Impfung geringer ist als die nach natürlichen Erkrankungen. So sind also auch Säuglinge geimpfter Mütter schlechter geschützt! Zudem tritt bei einem Großteil der Geimpften von Anfang an gar kein wirksamer Impfschutz auf (Impfversager). Im Gegenteil: Tabellen der Seuchenverläufe zeigen, daß Geimpfte sogar häufiger und schwerer erkranken als Nicht-Geimpfte.

Impfung ist – auch bei Kinderkrankheiten – nicht gleichbedeutend mit durchgemachter Krankheit! Weder wird lebenslange Immunität erzielt, noch werden Reifeeffekte beobachtet!

34

Auch die Möglichkeit zu erkranken wird nicht beseitigt – das zeigen die Erkrankungen nach Impfungen.

1.12 „Impf-Kunstkrankheit" contra homöopathische Kunstkrankheit

Von Impfärzten wird gelegentlich das Argument der Kunstkrankheit angeführt und gleichzeitig darauf hingewiesen, daß die Homöopathie gerade auf derlei Gedankengut basiere. Ihr Begründer Hahnemann spricht von Kunstkrankheiten, die dem kranken Organismus durch das ähnliche Arzneimittel – dem Simile – aufgeprägt werden und so die Krankheit bis zur vollständigen Heilung schrittweise zurücknehmen (vgl. 2.4). Eine Impfung ließe sich demnach ohne Mühe in die Anschauung der Homöotherapie einpassen!

Weit gefehlt, denn es gibt doch noch einen „kleinen" Unterschied, der diese Analogie ad absurdum führt! In der *Homöopathie* wird dem *individuellen Menschen aufgrund seiner krankhaften Symptome,* welche objektiver und subjektiver Natur sein können, ein ähnliches Mittel verabreicht, das die Kraft hat, diesen kranken Menschen zu heilen. Bei dem Simile handelt es sich um ein hoch-potenziertes *nicht-materielles, energetisches, geistartiges Arzneimittel,* welches nicht auf chemischer Basis agiert! – Die Idee ist also der krankhafte Mensch als Ganzes, dem das Bild eines Arzneimittels gegenübergestellt wird!

Ganz anders bei den Impfungen! Hier werden *gesunde Menschen mit biochemischem Material belastet,* auf das der Organismus überhaupt nicht vorbereitet ist. Dieser hat *noch nicht das Terrain* für eine derartige Invasion von Mikroben oder deren Stoffwechselprodukte geschaffen (siehe Bild 1). – Das Vorgehen ist also hier ein grobstoffliches. Nicht der kranke Mensch wird behandelt, sondern gesunde Menschen werden – *ohne Rücksicht auf ihre Individualiät* – mit Mikroben versehen, welche in dieser Zahl während der Eutonie sonst nicht auftreten.

Demnach liegen Welten zwischen der homöopathischen Kunstkrankheit und der vermeintlichen „Impf-Kunstkrankheit"! Letztere ist im engeren Sinne überhaupt keine echte Kunstkrankheit, da die Mikroben den Organismus in einem völlig anderen Innervationszustand (Eutonie) treffen, was in der Natur nicht vorgesehen ist.

1.13 Impfungen, ein Verbrechen an unseren Kindern?

Ähnlich sieht es der französische Experte für Mikrobiologie und Virologie Professor Jean Tissot. *Impfung ist für ihn gleichbedeutend mit Anstecken. Die Impfung beschert dem Geimpften im günstigsten Fall die chronische Phase der Krankheit, eine Phase, die früher oder später zu unausweichlichen Komplikationen führt.* Diese Ansicht erscheint folgerichtig, wenn man bedenkt, daß eine Impfung nichts anderes ist, als die erzwungene Einführung einer größeren Anzahl von Krankheitserregern und artfremden Proteinen (Eiweißkörper) in den gesunden Organismus. Sie ist also eine *Maßnahme, welche das biologische Gleichgewicht unseres Organismus zu stören droht* und damit biochemische Schäden verursacht. Darüber hinaus ist eine Impfung aber auch ein Risiko für die Umgebung, denn der Impfling kann die Krankheit übertragen, gegen die er geimpft wurde, ohne selbst krank zu sein.

36

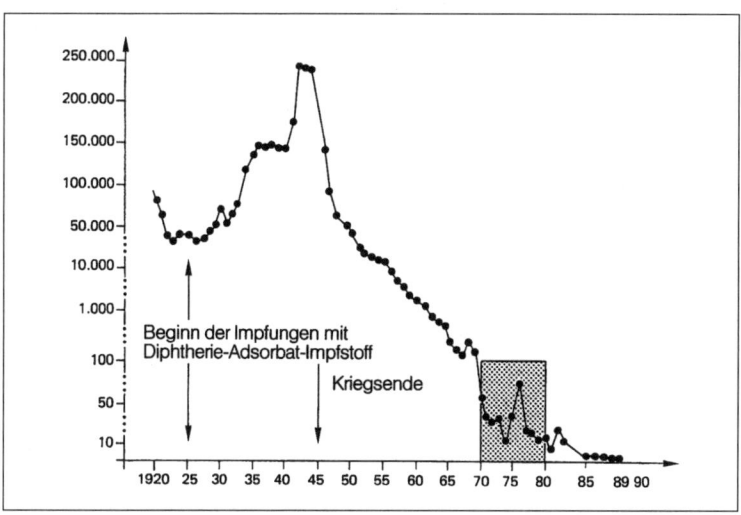

Bild 2: Erkrankungen an Diphtherie unter besonderer Berücksichtigung der
Einführung von Impfungen
Quelle: „Impfen", Vortrag von Dr. med. G. Buchwald in Lahnstein,
3/1991
Anmerkung: Beachten Sie die mehrfache Änderung des Maßstabes!

Die Statistiken aller Infektionskrankheiten der letzten 150 Jahre
– auch derjenigen, gegen welche man keine Impfkampagnen
durchführte, wie z.B. Cholera und Scharlach – und daraus
abgeleitete charakteristische Kurvenverläufe zeigen eindeutig
den kontinuierlichen Rückgang der epidemischen Krankheiten.
Dieser generelle Rückgang ist aber nicht auf die Einführung der
Impfungen zurückzuführen – wie immer wieder behauptet
wird, sondern *hygienisch-technisch-zivilisatorische Verbes-*
serungen der Gesamtlage unserer Bevölkerung sind dafür aus-
schlaggebend (Bau von Abwasserkanälen, Trinkwasserleitun-
gen, Bekämpfung des Hungers, Anbau der Kartoffel, Mais-
anbau, etc.), was sogar in einem Bericht der WHO zugegeben
wird. Die Impfungen, die erst viel später einsetzten, zeigen
einen deutlichen Abbruch dieses erfreulichen Trends! Alle Kur-

37

venverläufe, so weisen ernstzunehmende Fachleute – wie Dr. Buchwald und Frau Delarue – immer wieder nach, zeigen ab Beginn der Massenimpfungen Verschlechterungen der Seuchenverläufe. Das heißt, nach Beginn der Massenimpfaktionen verlangsamte sich der Rückgang der betreffenden Infektionskrankheit drastisch, beziehungsweise die Infektionsrate stieg sogar wieder an! (Bild 2) – *Die Impfungen sind also in einer Abschwungphase der infektiösen Erkrankungen zum Einsatz gekommen, nach ihrer Einführung lassen sich eher negative Einflüsse erkennen!*

Die Langzeitauswirkungen der Impfungen sind bislang keinem bekannt! „Wir haben uns gewöhnt, auf die großen und sofortigen Auswirkungen zu achten und alles andere zu ignorieren. Das Fehlen von genügend feinen Methoden zur Entdeckung von Schäden, bevor ein objektives Symptom erscheint, ist eins der ungelösten Probleme der Medizin.", ein Zitat von Rachel Carson. Als Homöopath kann man dem nur beipflichten und hinzufügen, daß *bislang völlig ungeklärt ist, welche Schäden an die folgenden Generationen genetisch weitergegeben werden.*

1.14 Wenn impfen, dann nur ...

Viele Therapeuten stehen auf dem Standpunkt, wenn impfen, dann nur Diphtherie, Tetanus (Wundstarrkrampf) und Polio (Kinderlähmung). Impfungen gegen Kinderkrankheiten (MMR – Masern, Mumps, Röteln) seien grundsätzlich abzulehnen. Die Argumentation geht dabei immer in die Richtung, Kinderkrankheiten seien notwendig für den Reifeprozeß des kindlichen Organismus und homöopathisch könne man sie gut unterstützen.

Aus unserer Gesamtdiskussion geht für den aufmerksamen Leser jedoch eindeutig hervor, daß schon der *konventionelle Denkansatz einer Impfung fragwürdig* ist und diese deshalb überhaupt keinen echten Schutz bieten kann. *Darüber hinaus gibt es genügend Zahlenmaterial darüber, daß Geimpfte die entsprechende Krankheit trotzdem bekamen, während Nicht-Geimpfte verschont blieben!*

1.15 Weitere wissenschaftliche Aspekte

Wenden wir uns nochmals der medizinischen Wissenschaft zu und befassen uns mit höchst interessanten Beobachtungen, die heute rundweg verschwiegen werden, da sie vielen sehr unbequem sind und weitreichende Konsequenzen erforderlich machten.

Professor W. F. Koch, der ein Buch über neoplastische und virale Infektionskrankheiten in den USA herausgab, befaßt sich unter anderem mit dem Vaccinationsproblem: „Was über die Impfstoffstruktur bekannt ist, scheint logisch übereinzustimmen mit den statistischen Aussagen, welche zeigen, daß die paralytische ‚Polio' zugenommen hat, sowohl an Häufigkeit als auch an Gefährlichkeit durch den Gebrauch der Vaccine. ... Je mehr Vaccine verwendet wird, desto mehr scheint sich die tatsächliche Infektion auszubreiten."

Das wird besonders deutlich, wenn man bedenkt, daß die Polio als Folge von Impfungen meistens von den Polioviren des Typs 3 ausgelöst wird, die einzigen, welche Lähmungen verursachen. Die Polioviren vom Typ 1 und 2 hingegen, die nicht lähmen, befallen im allgemeinen jene Personen, welche die Polio auf natürlichem Wege bekommen.

„Alle derzeit bekannten Polio-Erkrankungen in den Kliniken Deutschlands sind ausnahmslos Impf-Poliomyelitiden, also direkte Folgen einer Impfung.", so Dr. Buchwald bei einem Vortrag im März 1993 in Gauting.

1.15.1 Transformation harmloser Erreger

Auch der britische Bakteriologe Griffith trägt zu diesen Beobachtungen sehr entscheidende und interessante Forschungsergebnisse bei. Er entdeckte schon in den zwanziger Jahren folgende Zusammenhänge über die bakteriellen Erreger der Lungenentzündung. Es gibt zwei Varietäten, die unter dem Mikroskop eindeutig identifiziert werden können: eine sogenannte S-Form, welche sehr gefährlich ist, und eine harmlose R-Form. Er beobachtete, daß keine Erkrankung festzustellen ist, wenn entweder nur die harmlose R-Form oder nur die durch Sterilisation abgetöteten Überreste der gefährlichen S-Form anzutreffen sind. Treten jedoch beide zusammen auf, so konnte er immer eine tödlich verlaufende Lungenentzündung diagnostizieren, genau so, als wären nur die lebenden Bakterien der S-Form präsent. Der harmlose Stamm mußte daher in den virulenten transformiert worden sein!

Diese Erkenntnis wurde später von Oswald T. Avery und anderen Forschern in den dreißiger und vierziger Jahren mehrfach reproduziert und wissenschaftlich erklärt (Stichworte: DNS, Konjugation, Transformation, Transduktion). Seither steht fest: *Aus jedem eingeimpften Krankheitserreger (ob tot oder lebendig) kann wieder ein virulenter (gefährlicher) Erreger werden. Es ist erwiesen, daß von „abgetöteten" oder „abgeschwächten" Viren zu sprechen, keinen Sinn hat.* Viren haben also ganz besondere Widerstands- und Mutationseigenschaften.

40

Sie können jahrelang in einem Organismus latent vorhanden sein und erst krankheitserregend wirken, wenn ein anderes Virus, ein physischer oder chemischer Faktor oder ganz einfach eine Immunschwäche hinzukommen (Streß, Krankheit, Bestrahlung, Behandlung mit Antibiotika, Cortison oder anderen immunsuppressiven Mitteln, etc.). *Deshalb hätte man spätestens von diesem Zeitpunkt an jegliche Impfung sowohl mit toten als auch mit lebenden (abgeschwächten) Erregern einstellen müssen!*

„Wir wissen, daß die Viren ein Reinkarnationsvermögen besitzen; auch wenn sie theoretisch zerstört erscheinen, erneuern sie sich in anderer Form.", sagt der Berner Arzt Dr. Reinhardt. Niemand ist in der Lage, die Viren zu „töten"! *Viren, die für sich genommen relativ harmlos für den Menschen sind, können sich im menschlichen Körper mit anderen Viren zu äußerst gefährlichen Kombinationen vereinen (Polyformismus, d.h., die Viren werden aus ihrer Latenz umgewandelt und hochgradig pathogen). Deshalb ist von Mehrfachimpfungen besonders abzuraten.*

Viele Wissenschaftler sind sich inzwischen darüber einig, daß sie über die Erforschung der Erreger keine Lösung für die Behandlung als unheilbar geltender Krankheiten finden werden.

1.15.2 Polio braucht hypoglykämisches Terrain

Eine andere sehr aufschlußreiche Entdeckung bezieht sich auf die Kinderlähmung. In seinen wissenschaftlichen Forschungen weist Sandler nach, daß eine *Ansteckung mit Viren der Poliomyelitis nur dann möglich ist, wenn der Blutzucker unter die Norm absinkt.* Zu einer solchen Hypoglykämie (Unterzuckerung) kommt es als Gegenregulation nach vorherigem unphysiologischem Anstieg des Blutzuckers durch den Verzehr von fabrikzuckerhaltigen Nahrungsmitteln. Auch der Genuß von süßem Speiseeis an heißen Tagen, wenn anschließend durch Schwimmen in kaltem Wasser – infolge vermehrter Muskeltätigkeit bei gleichzeitiger Wärmeproduktion – Glukose (Zucker) im Gewebe verbraucht wird, hat eine drastische Unterzuckerung zur Folge.

Während der größten Polio-Epidemie 1948 in Nord-Carolina (USA) konnte Sandler den praktischen Nachweis für die sichere Wirksamkeit seiner einfachen Verhütungsmaßnahmen bringen, indem er über Rundfunk vor dem Genuß von Eiscreme und Süßigkeiten warnte. Tatsächlich kam es aufgrund dieser Hinweise schlagartig zu keinen neuen Infektionen mehr!

Aufgrund der Umsatzverluste der Zuckerindustrie (mehrere Milliarden Dollar) *durfte allerdings später über diese einfache Verhütungsmaßnahme nicht mehr berichtet werden.* Auch sein ins Deutsche übersetztes Buch „Sonderernährung verhütet Kinderlähmung" war rasch vom Büchermarkt verschwunden.

1.15.3 Erfolge gegen Polio schon vor über 50 Jahren

Eine andere, nicht mindere Entdeckung, kommt aus Frankreich von Dr. A. Neveu 1943, welcher die Studien von Professor Delbet, die dieser seit 1915 mit Erfolg an Kranken betrieb, weiterführte. Er entwickelte die bis zum heutigen Tag einzig bekannte Methode von therapeutischem Wert gegen Poliomyelitis. Neveu entdeckte, daß Magnesiumchlorid das Auftreten der Lähmung durch die Polioviren verhindern und auch die schlimmsten Formen gänzlich heilen konnte. In seinem Buch beschreibt er in überzeugender Weise zwanzig behandelte Fälle.

Trotzdem stieß Neveu bei der französischen medizinischen Akademie auf unerklärlichen Widerstand und Schwierigkeiten, einen Bericht über seine Entdeckung einzureichen. Erst viel später kam der wahre Grund dieses Verhaltens an den Tag, als F. Delarue einen Brief vom November 1944 veröffentlichte, in dem es heißt: *„Durch das Bekanntwerden einer neuen Behandlung gegen die Poliomyelitis würden Impfungen verhindert, doch das generelle Interesse besteht darin, die Impfungen zu verbreiten."*

Auch der berühmte homöopathische schweizer Arzt Dr. Voegeli kannte die Wirksamkeit dieser Methode und wandte Magnesiumchlorid mit Erfolg parallel zu seinen homöopathischen Kuren an.

Einem New Yorker Forschungsbericht aus dem Jahre 1959, der eine Analyse über das Auftreten von Poliomyelitis im Staate New York während der Jahre 1919 bis 1954 zum Inhalt hat, ist zu entnehmen, daß schon vor Einführung des Salk-Serums (Polio-Impfstoff) ein Rückgang der Sterblichkeit und der Lähmungen seit 1915 zwischen 75 und 90 Prozent zu verzeichnen ist und zwar bei sukzessiven Kindergenerationen unter 15 Jahren.

1.16 Sonderstellung des Tetanus

Abschließend noch etwas Wissenswertes zum Wundstarrkrampf. Der Tetanus nimmt unter den Infektionskrankheiten eine Sonderstellung ein, weil es nur bei direktem Kontakt zwischen Erreger und dem Organismus zum Ausbruch kommt.

Wie bereits oben dargestellt, wird die Wirksamkeit eines Impfstoffes aus dem Blickwinkel der Impf-Befürworter danach beurteilt, wieviele Antikörper anschließend im Blut des Geimpften festzustellen sind. Man nimmt weiterhin an, daß die Immunität andauert, solange diese Antikörper vorhanden sind. Schon aus dieser Sicht ist die Impfung gegen Tetanus ein unlösbares immunologisches Problem: In Wirklichkeit verleiht der Wundstarrkrampf, wenn er in natürlicher Weise auftritt, keinerlei Immunität! (Dasselbe gilt übrigens für die Tuberkulose, denn eine überstandene Tuberkulose stellt keinen Schutz gegen neuerliche Erkrankungen dar!) Trotzdem wird von den Impf-Befürwortern immer wieder suggeriert, daß sich nach der zweiten Spritze Immunität von mindestens zehn Jahren einstellt.

Dies scheinen auch Ergebnisse der 8. Internationalen Tetanuskonferenz (1987) zu bestätigen, auf der berichtet wurde, daß verschiedenen Untersuchungen zufolge auch Personen, die eine erhöhte Zahl von Antikörpern aufwiesen, an Tetanus gestorben sind, und daß andererseits recht gut bekannt sei, daß nicht geimpfte Organismen, die vom Tetanusbazillus befallen sind, trotzdem keineswegs immer an akutem Tetanus erkranken.

Die Antikörper können also nur ein Element unter anderen im Abwehrsystem des Organismus sein. Neuerdings gehen manche Immunologen sogar so weit zu sagen, die Antikörper seien nur Begleiterscheinungen einer extrem komplexen immunologischen Reaktion. Im gesunden Zustand wird ihre Bildung äußerst selten hervorgerufen und ist in der Tat die letzte in einer langen Reihe von Abwehrmechanismen. Viele Menschen mit natürlicher Immunität gegen Krankheiten weisen keine Antikörper gegen die Mikroorganismen auf, die man für diese Krankheiten verantwortlich macht. – Das ganze Abwehrsystem nach bisherigem Denkschema (siehe 1.2 „Immunität") ist also auch aus schulmedizinischer Sicht ins Kreuzfeuer gekommen!

Der Tetanusbazillus – ein Anaerobier – kann sich nur unter Luftabschluß entwickeln. In erster Linie kommt er im Pferdemist vor, aber auch in alter Gartenerde, an rostigen Metallgegenständen, im Straßenstaub und an Holzsplittern. Die Bedingungen zur Infektion sind in Friedenszeiten und seit dem Ersatz der Pferde durch Traktoren und Autos außerordentlich selten, denn es bedarf tief ins Gewebe gerissener und mit Erde verschmutzter nicht-blutender Wunden, die allzu schnell wieder verschlossen werden, wenn man die Wunde luftdicht verbindet. Oberflächliche, gut blutende Riß- und Schnittwunden, die mit Luft in Verbindung stehen, bilden kein geeignetes Milieu!

Darüber hinaus ist Tetanus eher eine Erkrankung des älteren Menschen wegen seiner allgemein schlechteren Wundheilung und anderer chronischer Leiden, durch die sie geschwächt sind, – nicht aber der Kinder, wie Dr. Buchwald anhand von Kurven der Altersverteilung immer wieder nachweist. *Die Massenimpfungen führten auch beim Tetanus nicht zu einem schnelleren Abfall des allgemeinen Erkrankungsrückgangs, sondern im Gegenteil, der Kurvenverlauf ist seit den Impfungen deutlich flacher geworden!*

Selbstverständlich gibt es auch Länder, in denen selbst junge Leute an Tetanus erkranken. Dabei handelt es sich aber um solche, wo man barfuß läuft, wo Wunden nicht sorgfältig behandelt werden, wo man sich leicht infiziert und die Widerstandsfähigkeit der Menschen gegen Krankheiten aufgrund ihrer Unterernährung und mangelnder Hygiene häufig katastrophal ist. Hierhin gehört auch der Nabeltetanus, denn die Frauen gebären in diesen Ländern häufig auf dem Boden. Mancherorts ist es sogar Tradition, auf die Schnittstelle der Nabelschnur verschiedene Substanzen (wie z.B. Erde, Kuhmist, Tabakblätter, Gemüse) aufzulegen!

Im Falle von Verletzungen ist man gut beraten, die Wunde unter fließendem Wasser oder mit Kochsalzlösung gewissenhaft zu reinigen (Nicht steril, d.h. keimfei halten, da eine antibakterielle Behandlung das natürliche Gleichgewicht der Mikroorganismen im Körper stört!) und länger bluten zu lassen. Eine nicht-blutende, verklebte Wunde ist so lange zu drücken, bis etwas Blut austritt. Zur inneren Unterstützung der Wundheilung ist meist Arnica (Ledum im Falle von Stichwunden) in potenzierter Form das Mittel der Wahl. Aber auch Hypericum kommt bei Tetanus zusätzlich in Betracht.

Abschließend dürfte auch die Meinung des bekannten Professor Hackethal (Chirurg) zur Tetanusimpfung von Interesse sein, welcher sagt: „Seit mindestens 30 Jahren habe ich mit der allgemeinen Empfehlung gebrochen, bei jeder offenen Verletzung gegen Tetanus zu impfen, auch zu einer Zeit, als ich noch D-Arzt (Durchgangsarzt) war. Fast nie wollten die Patienten die Impfung, nachdem ich meine Bedenken geäußert hatte. Es ist mir kein einziger Fall von Wundstarrkrampf-Erkrankung bekannt geworden." Und an anderer Stelle: „An der Häufigkeit von Bagatellverletzungen und ihrer Verunreinigung mit Tetanusbazillen gemessen, müßte die Mensch- und Tierheit längst durch Tetanus ausgestorben sein."

Auch der weltweit angesehene amerikanische Kinderarzt Dr. Mendelsohn äußert sich ähnlich: „In zunehmendem Maße wird jetzt erkannt, daß niemals eine kontrollierte wissenschaftliche Studie durchgeführt wurde, die die Sicherheit und Wirksamkeit des Tetanus-Impfstoffes unter Beweis stellt."

46

1.17 Gefahrenpotential aus den Impfstoffen selbst

Die Grundlagen der einzelnen Impfstoffe sind in Abhängigkeit der zu impfenden Krankheit recht unterschiedlich. Grundsätzlich gibt es:

– sog. Lebendimpfstoffe mit vermehrungsfähigen Erregern, sowohl auf der Basis von Viren als auch Bakterien (z.B.: Masern, Mumps, Polio [Schluckimpfung nach Sabin], Röteln, Tuberkulose, Typhus).
– inaktivierte Virusimpfstoffe (z.B.: Polio [Injektion nach Salk], Influenza, Hepatitis-B, Tollwut).
– Impfstoffe auf der Basis inaktivierter Bakterien (z.B.: Keuchhusten).
– Toxin- bzw. Toxoid-Impfstoffe (z.B.: Diphtherie, Tetanus).

Da Viren nur in lebenden Systemen existieren und sich vermehren können, werden sie gewöhnlich im Tier selbst, in Zellkulturen und befruchteten Hühnereiern gezüchtet oder aus dem Blut infizierter Tiere gewonnen. Beispiele für Züchtungsmedien sind Hirngewebe von Kaninchen, Nierengewebe von Hunden, Meerschweinchen, Kaninchen und Affen, Eiweiß von Hühner- oder Enteneiern, Hühner-Embryos, Kälberserum, Blut vom Pferd oder Schwein und Eiter aus Kuhpocken; es handelt sich wohlgemerkt immer um lebendige Tiere. Nun leben aber im Tierkörper bzw. in den Tierorganen auch Viren, die in der Lage sind, beim Einbringen in einen Fremdorganismus ganz anders zu reagieren als in dem ursprünglichen Wirtsorganismus, von dem sie stammen. Die Auswirkungen dieser Fremdviren beim Menschen sind weitgehend unbekannt.

Die Zellkulturen, auf denen Viren kultiviert werden, können also von anderen (u.a. auch noch völlig unbekannten und noch nicht entdeckten) Viren kontaminiert sein, die auf diesem Wege in den Impfstoff gelangen. Die einfallenden Viren werden nicht zwangsläufig wirkungslos gemacht und können sich deshalb ebensogut in einem Impfstoff aus lebenden wie abgetöteten Viren befinden. Es kann nie mit Sicherheit gesagt werden, daß eine Zellkultur frei von einem Befall durch andere Viren ist, denn der Nachweis einer Substanz kann nur dann erbracht werden, wenn die zu diesem Nachweis erforderlichen Methoden bekannt sind. Die theoretischen Möglichkeiten sind aber praktisch unendlich, und es muß zugegeben werden, daß jede Impfung mit lebenden oder inaktivierten Viren ein potentielles Risiko darstellt. In der Virologie ist man nach jüngsten Erfahrungen zu der Einsicht gekommen, daß Viren existieren können, über die derzeit nichts bekannt ist und die gegenwärtig noch nicht nachgewiesen werden können.

Wissenschaftler meinen, eine sehr große Gefahr gehe von Affennierenzellen aus, auf denen Impfstoffe gegen Polio kultiviert werden. Affen sind Träger zahlreicher Viren, die bei ihrem Wirt völlig harmlos sind, jedoch bei der Überquerung der Artenschranke, d.h. wenn sie in andere Lebewesen gelangen, besonders gefährlich werden. (Grundsätzlich gesehen hat jede Art ihre – für sie spezifisch – eigenen Typen von Mikroben!)

Außerdem können sich – wie bereits berichtet – schwache, „abgetötete" oder avirulente Viren bei einer Person verbinden und eine neue, tödliche Form des Virus bilden! Demnach ist es möglich, daß zwei nicht-virulente Viren, die bei einer Impfung gemischt werden, durch Wechselwirkung im Organismus eine tödliche Krankheit erzeugen können. (vgl. 1.15.1)

Ein sehr überzeugendes Beispiel „kontaminierten" Impfstoffes kommt aus Amerika im Jahre 1945, als bis zu 600.000 ameri-

48

kanische Soldaten mit dem Hepatitis-B-Virus infiziert wurden, der in einem Impfstoff enthalten war (Dies konnte allerdings erst 42 Jahre später enthüllt werden!). Auch heutzutage berichten ehemalige GI's und Militärärzte übereinstimmend, daß Meningitis (Hirnhautentzündung) und Lähmungen nach Impfungen sehr häufig auftraten, ja sogar, daß viele Männer im Impfzimmer tot umfielen oder draußen zusammenbrachen! (In Krisenzeiten bzw. bei Kriegseinsätzen erhalten die amerikanischen Rekruten ca. 12 bis 25 Impfungen!)

Ein großer Teil der Impfstoffe enthält seit einiger Zeit auch Zusatzstoffe, die bekanntermaßen gefährlich sind und eine ganze Reihe von Nebenwirkungen haben. So werden beispielsweise auch *Antibiotika* beigefügt, um etwaig auftretende Immun- oder Überreaktionen zu dämpfen, was gewissermaßen von Unverantwortlichkeit zeugt, da ja bekannt ist, daß Antibiotika die Tendenz haben, die Immunabwehr lahmzulegen, eine Immunabwehr, welche der Geimpfte besonders nötig hat.

Schließlich beinhalten Impfstoffe eine Reihe von sog. Stabilisatoren, Neutralisatoren, Träger- und Konservierungsstoffen, welche wir niemals freiwillig über unsere Nahrungsmittel in unseren Körper aufnehmen würden. Zu diesen Stoffen zählen unter anderem *Formaldehyd, Quecksilber, Aluminiumsulfat, Azeton* (Lösungsmittel) und *Phenol* (ätzend und äußerst giftig).

Darüber hinaus gelangen die „Impfcocktails" meist *direkt in den Blutkreislauf* des Organismus, was *widernatürlich* ist. Unter Umgehung sämtlicher physikalischer Abwehrbarrieren – wie z.B. Haut, Schleimhäute, Mandeln, Magen/Darmtrakt, Leber – werden die artfremden Eiweiße direkt in den Muskel (und damit ins Blut) injiziert! *Derartige Verletzungen sind in der Na-*

tur nicht einprogrammiert, da es sie schlichtweg nicht gibt! Folge muß doch sein, daß der Organismus einfach überfordert wird. Dieses „Gegen die Natur" geht sogar so weit, daß in den USA bei der Polio-Schluckimpfung von Ärzten der nahezu makabere Rat erteilt wird, den geimpften Säugling nicht sofort wieder zu stillen, da die Muttermilch neutralisierende Substanzen enthalte, welche das Poliovirus im Darm eines gestillten Säuglings inaktiviere.

Zu guter Letzt werden die Impfstoffe – abgesehen von deren Gewinnung – in Tierversuchen grausamster Art getestet (wie fast alle anderen Medikamente auch!), worauf an dieser Stelle jedoch nicht näher eingegangen werden soll. Erwähnungsbedürftig ist jedoch, daß der Begriff Tierversuch Harmlosigkeit vortäuscht und eigentlich fehl am Platze ist; richtiger müßte es heißen: *Vivisektion.*

1.18 Empfehlungen für Eltern

„Zweifel wächst mit dem Wissen.", hat Goethe gesagt. Grundsätzlich gesehen kann einem daher kein Mensch die Entscheidung abnehmen, ob geimpft werden sollte oder nicht. Eine eingehende Auseinandersetzung mit dieser Thematik erscheint deshalb sehr ratsam.

„Wir werden zu der Einstellung gedrillt, daß das Wort eines Arztes nicht in Frage gestellt werden kann, daß wir selber nicht denken!" – ein Ausspruch einer verzweifelten amerikanischen Mutter, die ihr Kind durch eine Pertussis-Impfung verlor. – Demnach sind besonders heute *Eigeninitiative, gesunder Menschenverstand und die Übernahme von Verantwortung* – mehr als je zuvor – von zentraler Bedeutung für junge Eltern.

50

Wenn sich Eltern nach sorgfältiger Besprechung mit ihrem Arzt/Heilpraktiker dazu durchringen, ihr Kind nicht impfen zu lassen, sollte dies auf jeden Fall respektiert werden. Diese Eltern sollten aber auch keine Gewissensbisse haben, sondern voll hinter ihrer Entscheidung stehen. In der Regel befinden sie sich völlig alleine – gegen die Ansichten ihrer Familie, ihrer Freunde sowie ihrer vertrauten Ärzte! Gewiß kein leichtes Unterfangen! Außerdem sollten sie sich darüber im klaren sein, daß sich auch ihre eigenen Ängste und Verunsicherungen auf das Verhalten ihrer Kinder übertragen, so daß die Situation im Falle von Zweifeln für alle Beteiligten auf Dauer untragbar wird.

Wenn die Entscheidung aber doch für eine Impfung fällt, dann ist es sinnvoll auf folgende Punkte zu achten:

- Geimpft werden sollte nur, wer ganz gesund ist. Kleinste Infekte (auch ohne Fieberreaktion) bedeuten schon eine Gegenindikation! Verlangen Sie deshalb eine gründliche Untersuchung, die über das normale Maß hinausgeht! Eine völlige Ausheilung der akuten Krankheit ist obligatorisch.
- Sie sollten Ihr Kind nicht während der Zahnungsperiode impfen lassen, da einerseits heftige Reaktionen resultieren können, andererseits aber auch das Risiko von bleibenden chronischen Schäden recht groß ist.
- Lassen Sie Ihr Kind nicht vor Vollendung des 3. Lebensjahres impfen, denn vorher kann das kindlich noch unreife Gehirn bei etwaigen Störfällen nicht angemessen reagieren (Impf-Encephalopathie). Außerdem kann Ihr Kind mit drei Jahren laufen und sprechen und im Ernstfall gezielt auf Probleme aufmerksam machen!
- Vor der Erstimpfung sollte der untersuchende Arzt in allen Einzelheiten die Krankengeschichte des Kindes und seiner

gesamten Familie aufnehmen. Die Eltern sind dazu aufgefordert, auf die schweren chronischen Erkrankungen in der Blutsverwandtschaft hinzuweisen. Auch vorgekommene Impfreaktionen innerhalb der Familie spielen eine zentrale Rolle.

– Jede cerebrale Störung – zentrale Koordinationsstörung – oder der leiseste Verdacht einer Schädigung des zentralen Nervensystems (neurologische Störungen) bedeuten eine Kontraindikation für Impfungen. Hinweise auf eine zentrale Koordinationsstörung sind Blutungen während der Schwangerschaft, Lageanomalien (Steißlagen), Fußfehlstellungen, Nabelschnurstrangulierung, Hüftdysplasien, partielle oder generalisierte Schiefhaltungen; später: Stolperneigung. Kinder mit einer Risikobelastung der Schwangerschaft und Frühgeburt sind besonders gefährdet.

– Handelt es sich nicht um die erste Impfung, so sollten die Eltern über alle Reaktionen auf die vorhergehenden Impfungen aufmerksam machen.

– Impfungen gegen Kinderkrankheiten sind grundsätzlich überhaupt nicht zu empfehlen!

– Es ist ratsam, statt der Dreifachimpfung (DPT – Diphtherie, Pertussis, Tetanus) sukzessive Einzelimpfungen vornehmen zu lassen (nicht aber gegen Pertussis, da diese Impfung zur Zeit die gefährlichste ist!)! Der Organismus braucht sich dann mit nur jeweils einem Antigen („Erreger") gleichzeitig auseinanderzusetzen. Außerdem: *In der Natur gibt es das nicht, daß jemand gleichzeitig an drei Krankheiten erkrankt.*

– Während eines bestimmten Zeitraumes nach der Impfung (insbesondere bei Wiederholungsimpfungen) ist jeglicher Kontakt mit Personen zu meiden, die sich mit der Krankheit infiziert haben, gegen welche geimpft wurde, da (paradoxerweise?) die Gefahr besteht, noch heftiger zu reagieren, als bei einer natürlichen Infektion.

52

– Im Inkubationsstadium sollte gegen diese Erkrankung auf keinen Fall geimpft werden (Gefahr der manifesten Erkrankung bis hin zu Todesgefahr)!

-- Bei jeder Impfung sollten die Eltern das Etikett der Impfampulle kontrollieren und darum bitten, den Namen des Herstellers sowie die Serien-Nummer des Impfstoffes in der Krankengeschichte des Kindes zu vermerken.

– Zwischen den einzelnen Impfungen sollten mindestens vier bis sechs Wochen Pause liegen.

– Im allgemeinen ist der Mensch morgens unempfindlicher gegen Schmerz; deshalb das Kind morgens impfen lassen.

– Bei zunehmendem Mond steigt die Lebenskraft. Nur in dieser Zeit die Impfung vornehmen!

– Die Impfung sollte homöopathisch begleitet werden, um Schäden und Impfreaktionen weitgehend zu vermeiden. Hierzu konsultieren Sie einen erfahrenen Homöopathen, der speziell für Ihr Kind ein individuelles Mittel zur Impfbegleitung auswählt (wie Thuja, Sulfur, Silicea, Arsenicum album, Impfnosoden, antimiasmatische Nosoden oder andere). – Homöopathie ist Individualtherapie. Deshalb gibt es auch bei Impfungen keine „Kochrezepte", sondern nur ein gezieltes individuelles Vorgehen! Letztendlich kann es keine absolute Garantie geben, daß nicht doch Reaktionen bis hin zu schweren Schädigungen (MCD – Minimale Cerebrale Dysfunktion) auftreten können. Dies ist immer vor dem familiären miasmatischen Hintergrund zu sehen. Jeder Fall hat seine eigene Logik!

– Grundsätzlich das Kleinkind lange Zeit stillen. Damit wird quasi eine Art passive biologische Immunisierung vorgenommen.

– Später auf eine ausgewogene Vollwertkost mit hohem Rohkost- sowie laktovegetabilem Anteil übergehen. Fabrikzucker und Auszugsmehle sind weitgehend zu meiden.

– Auf eine gesunde Lebensführung achten mit Spaziergängen an der frischen Luft (vorzugsweise in nicht verschmutzter Luft) und einem gutem Maß an Sonne. Ausgelassen und fröhlich sein, viel lachen. Darüber hinaus zweimal im Jahr braun werden. Alkohol, Tabak und Medikamente meiden; insbesondere im Kindesalter die sog. „Kräftigungsmittel", fiebersenkende Mittel, Antibiotika und Cortison sowie Abführmittel, da sie nicht kräftigen, sondern vergiften und die Voraussetzungen für Immunitätsmangel schaffen.

Die letzten 3 Punkte sind allgemeiner Natur und haben selbstverständlich für alle Kinder (und Erwachsenen), nicht nur für Impflinge, Gültigkeit.

Beispiele von *Kontraindikationen* sind: akute Erkrankungen inclusive der Inkubationsstadien, schwierige Schwangerschaft/Geburt, Frühgeburt/niedriges Geburtsgewicht, Atmungsprobleme als Säugling, Erkrankung des Zentralnervensystems bzw. neurologische Erkrankungen, Allergien incl. Milchunverträglichkeit (Koliken), Konvulsionen, Epilepsie, Fieberkrämpfe, Hydrocephalus, geistige Behinderung, Entwicklungsverzögerung, Reaktionen auf andere Impfungen, Lähmungen, Hypotonie, Spastizität, Autismus, Hyperaktivität, jede motorische Störung, Asthma und dergl. mehr. – Dies gilt auch für „nur" familiäre Belastungen!

1.19 „Homöopathie macht Impfungen überflüssig"

Aus der homöopathischen Praxis wissen wir, daß Impfreaktionen und -schäden besonders immer dann auftreten, wenn in der Familie gehäuft chronische Erkrankungen vorliegen. Es ist also stets eine *Frage der persönlichen Vorgeschichte! Eine gründliche homöopathische antimiasmatische Behandlung mit dem Ziel, das vorliegende Terrain zu säubern, erscheint deshalb als der beste Schutz.* Dies sollte nach Möglichkeit schon vor der Zeugung bei den zukünftigen Eltern erfolgen! Ist das nicht mehr möglich, so bietet sich dafür die Zeit der Schwangerschaft an, in der man viel für die werdende Mutter, aber auch für die Gesundheit des noch ungeborenen Kindes tun kann.

„Während der Schwangerschaft spricht das Miasma sehr deutlich" – das wissen alle klassisch arbeitenden Homöopathen. Das Vorgehen zur Mittelfindung ist auch hier – wie immer bei der Klassischen Homöopathie – ganz individuell! Die sogenannte „Eugenische Kur", welche die Konstitution des noch ungeborenen Kindes im Sinne der chronischen Krankheiten günstig beeinflussen soll (im wesentlichen bestehend aus Einzelgaben Sulfur, Medorrhinun, Syphilinum, Tuberculinum in Hochpotenz und anderen antimiasmatischen Mitteln), ist aus diesem Grunde zu verwerfen!

Insgesamt gesehen, ist zu beobachten, daß Menschen, die inzwischen in zweiter oder dritter Generation homöopathisch behandelt wurden, selten akut erkranken, und wenn, dann nur kurz und heftig, aber ohne Komplikationen.

Dr. Pfeiffer, langjähriger homöopathischer Kinderarzt, sagt unmißverständlich: „Die Homöopathie ist eine Behandlungsweise, die Impfungen überflüssig macht, da sie die Schwächen (d.h. Miasmen, Anmerk. des Verfassers) heilt, die Grundlage für Infektionskrankheiten und ihre Komplikationen sind."

1.20 Fragen, die sich alle Eltern stellen sollten

Die zentrale Frage, die ein jeder für sich beantworten muß, lautet also: *Können Impfungen überhaupt nützen oder sind sie eine Gefahr für das Leben?* Nur wenn man diese Frage mit Ja beantworten kann (im Sinne von Schutz durch Impfungen), ist es sinnvoll, weiterzufragen und abzuwägen, welche Risiken man eingeht und mit was für Nebenwirkungen zu rechnen ist.

Dieses Büchlein sollte genug Information über die Gesamtzusammenhänge der Impfproblematik enthalten und darüber hinaus auch hinsichtlich der Gesetzmäßigkeiten von Gesundheit und Krankheiten (vgl. Teil 2) informieren. Besonders empfehlenswert ist das Verständnis und die Verinnerlichung der *Zweiphasigkeit der Erkrankungen* (vgl. 1.5), einem *Naturgesetz,* welches ganz deutlich zeigt, *wie* der Organismus arbeitet.

Abschließend gibt auch die Beantwortung der beiden folgenden Fragen Aufschluß über die Impfzusammenhänge:

a) Sollte Impfen etwas Gutes sein, bräuchte es nicht durch Gesetz oder Impfkampagnen vollstreckt zu werden. Es würde sich selbst durch seinen Wert empfehlen. Wozu also diese Panikmache?

b) Wenn es wirklich diejenigen schützt, die sich impfen lassen, warum sollen sie vor den Nicht-Geimpften Angst haben?

Auf die von Eltern am meisten gestellte Frage „Was mache ich, wenn mein Kind nun doch eine Krankheit bekommt, gegen die wir es nicht haben impfen lassen?" läßt sich folgendes sagen: Diese Fragestellung ist – genau genommen – absurd, denn hier-

56

bei wird unterstellt, daß eine Impfung einen Schutz bietet und deshalb ungeimpfte Kinder keinen solchen aufweisen. Wie wir gesehen haben, gibt es aber diesen Schutz nicht. Viel schlimmer noch: Geimpfte Kinder sind i.d.R. viel anfälliger gegenüber Infektionskrankheiten, da ihr Immunsystem künstlich durcheinandergebracht wurde. Der beste Schutz ist deshalb, *nicht gegen die Natur zu leben.* Das beinhaltet: keine Impfungen, keine immunsuppressiven Medikamente, gesunde Ernährung, viel frische (reine) Luft und Sonne sowie das Eliminieren der chronischen Miasmen mit Hilfe der Klassischen Homöopathie.

Teil 2: Klassische Homöopathie und gesunde Kinder

Die Homöopathie kann sich heutzutage eines großen Aufschwunges erfreuen und tritt zunehmend in das Blickfeld der Öffentlichkeit. So gibt es derzeit ernsthafte Bestrebungen, einen Lehrstuhl für Klassische Homöopathie als Aufbaustudium an der Fern-Universität Witten/Herdecke zu installieren*). Außerdem soll das Fach Homöopathie zu einem prüfungspflichtigen Fach in den Lehrplan des allgemeinen Medizinstudiums aufgenommen werden, so daß der angehende Mediziner schon hier Grundkenntnisse dieser sanften Heilweise erwirbt. Nicht zuletzt durch die Verleihung des *Right Livelihood Award 1996* – auch *Alternativer Nobelpreis* genannt – hat die Homöopathie weltweite Anerkennung gefunden. Trotzdem oder gerade deshalb wird von einschlägiger Seite versucht, dieses Unterfangen zu unterminieren. Man nennt die Homöopathie eine bewußte Täuschung des Patienten und kritisiert lautstark – allerdings ohne das Wesentliche zu verstehen und ohne ausreichende Argumente.

Homöopathie wird von Kennern der Materie als die schwierigste medizinische Therapieform überhaupt angesehen. Sie ist sehr schwer zu erlernen und erfordert ein gänzlich anderes Denken. Leider ist nicht alles, was sich „homöopathisch" nennt oder über diese sanfte und tiefgreifende Therapieform geschrieben und verbreitet wird, wirklich echte Homöopathie! – Wodurch unterscheidet sie sich nun von allen anderen medizinischen Disziplinen und was können wir damit erreichen? Was ist Homöopathie wirklich?

---

*) Leider haben die Bestrebungen für einen Lehrstuhl, vornehmlich aufgrund der finanziellen Situation, zu keinem Ergebnis geführt.

2.1 Der Ursprung der Homöopathie

Das Wort Homöopathie stammt aus dem Griechischen (homoios – ähnlich, pathos – Leiden) und bedeutet soviel wie „ähnliches Leiden". Schon hier wird der krasse Unterschied zu herkömmlichen Denkansätzen deutlich, denn in der Homöopathie wird der kranke Mensch (und nicht die diagnostizierte Krankheit!) mit einem solchen Arzneimittel behandelt, welches am gesunden Menschen ähnliche Erscheinungen, d.h. ähnliche Symptome und Zeichen, hervorruft, wie sie bei dem kranken Menschen derzeit vorhanden sind, – ein ähnliches Leiden also.

Dr. med. Samuel Hahnemann (1755 – 1843), der Begründer der Homöopathie, hat dieses Ähnlichkeitsgesetz vor ziemlich genau 200 Jahren entdeckt, an sich selbst ausprobiert und an unzählig vielen Patienten verifiziert.

Similia similibus curentur – Ähnliches soll durch Ähnliches geheilt werden – ist einer der Fundamentalsätze der Homöopathie. Er gilt insbesondere für die akuten Krankheiten; für die chronischen und refraktären Krankheiten spielen noch weitere Gesetzmäßigkeiten eine zentrale Rolle.

Hahnemann selbst gibt die Anweisung in seinem „Organon der Heilkunst", dem Hauptwerk bezüglich der Gesetzmäßigkeit der Homöopathie und der daraus abgeleiteten Vorgehensweise für die Therapie: „Wähle, um sanft, schnell, gewiß und dauerhaft zu heilen, in jedem Krankheitsfall eine Arznei, welche ein ähnliches Leiden für sich erregen kann, als sie heilen soll!" – Die Heilung erfolgt ohne Nebenwirkungen, schnell und bleibend; die Störung wird nicht unterdrückt und kommt deshalb auch nicht wieder.

2.2 Krankheit – Verstimmung der Lebenskraft

Um die Homöopathie in ihren Grundzügen richtig zu verstehen, ist es wichtig, sich zunächst einmal Gedanken darüber zu machen, was Krankheit überhaupt ist und was es mit der Ähnlichkeit auf sich hat.

Hierzu ist es sinnvoll, vorab die Frage zu klären, was einen toten Organismus von einem lebendigen, grundsätzlich gesehen, unterscheidet: Rein chemisch betrachtet, gibt es im Augenblick des Todes und kurz danach keinen Unterschied! Materiell ist alles noch beim Alten; trotzdem ist der Organismus tot! Die Kraft, welche diese an sich tote Materie belebt, welche all ihre Bauelemente – wie Atome, Moleküle, Zellen, Organe – in Harmonie einander zuordnet und ihnen sagt, was zu tun ist, ist verschwunden!

Diese Kraft hat Hahnemann „*Lebenskraft*" oder „Lebensprinzip", die „Dynamis" genannt. Ohne sie gibt es keinen lebenden tierischen oder menschlichen Organismus; sie ist die Kraft, welche die gesamte „Körperchemie" dirigiert, koordiniert und das Materielle zu einem belebten Wesen macht. Sie ist etwas *Immaterielles,* etwas *Dynamisches, Energetisches, Geistartiges!* Sie ist vergleichbar mit dem Funksignal, das eine tonnenschwere Raumstation im All steuert. Auch in diesem Funksignal ist kein einziges Teilchen Materie enthalten!

Wenn nun der Mensch erkrankt, so ist ursprünglich nur *diese geistartige Lebenskraft durch den dem Leben feindlichen, dynamischen Einfluß eines krankmachenden Agens verstimmt.* Hahnemann fand in seinen über 50-jährigen Forschungen heraus, daß die örtlichen Krankheitserscheinungen, die „*Symptome und Zeichen*", gar nicht die eigentliche Krankheit selber sind, son-

60

dern ihr *nach außen sicht- und fühlbarer Ausdruck.* Erst wenn die Lebenskraft aus der Harmonie geraten ist und ein gewisser Nährboden für die Mikroben geschaffen wurde, können Bakterien, Viren, Pilze und dergleichen „angreifen". *Nicht aufgrund der Viren wird der Mensch krank, sondern umgekehrt!* Die Viren vermehren sich überproportional schnell, weil die natürliche Harmonie und Ordnung im Organismus durcheinander geraten ist, weil die Lebenskraft verstimmt ist, oder – umgangssprachlich gesagt – weil der Mensch krank ist! *Die Mikroben sind demnach nur Indikatoren der Erkrankung, nicht aber deren Initiatoren!*

Krankheit ist also nichts Materielles! Krankheit ist etwas Energetisches! Etwas Nicht-Sichtbares, etwas Nicht-Substantielles! Nur bei fortdauernder Krankheit entstehen pathologische Gewebsveränderungen, sogenannte Endzustände, welche dann selbstverständlich auch objektiv sicht- und meßbar sind.

Der bekannte Atomtheoretiker und Quantenphysiker Heitler hat das für die heutige Zeit begriffen, wenn er am Ende seines Lebens resümiert: „Wenn wir in das Lebendige kommen wollen, müssen wir die Türe zu einer anderen Landschaft aufstoßen."

Der Mensch ist eine Einheit, welche gleichermaßen Körper, Seele und Geist umfaßt. Dieses harmonische Ganze ist mehr als nur die Summe seiner Teile! Der Mensch hat seinen festen Platz in der Natur und ist fester Teil des Kosmos, unterliegt damit auch deren Gesetzmäßigkeiten.

2.3 Die geistartige Arznei –
Stimulans für die Lebenskraft

Wenn Krankheit nun nichts Materielles ist, können wir diese dann mit grobstofflichen Arzneimitteln sozusagen mit chemischen „Keulen" behandeln und korrigieren? Sind wir überhaupt in der Lage, lokal gegen körperliche Störungen vorzugehen, wenn *Krankheit* eigentlich etwas *Inneres, zentral Gesteuertes* ist und sich bei längerer Dauer nur anhand einiger Symptome objektiv außen an der Peripherie zeigt? (Bei diesen Betrachtungen sind selbstverständlich Verletzungen ausgeschlossen; diese sind keine Krankheiten im eigentlichen Sinne!)

Mit dem Erfassen derartiger Gedankengänge tun sich die heutigen Mediziner der sogenannten modernen Schule schwer! Sie „schießen" immer noch mit mehr oder weniger schweren chemischen Mitteln gegen den vermeintlichen Feind von außen (Mikrobe, Virus, Bakterie, Pilz, Chlamydie) und meinen, wenn die lokalen organischen Erscheinungen „weg", das heißt nicht mehr nachzuweisen seien, dann bestünde auch die Krankheit nicht mehr.

Weit gefehlt! In vielen Fällen ist mit dem Verschwinden der äußerlichen Symptome die Krankheit ins Innere getrieben worden. Sie manifestiert sich nun an lebenswichtigeren Stellen des Organismus und ist bei weitem schwerer zu therapieren! So wird häufig aus einem vermeintlich geheilten Ekzem ein handfestes Asthma, aus einer Fieberunterdrückung mittels Zäpfchen eine chronische Bronchitis, und dergleichen mehr.

Daß diese Zusammenhänge so eindeutig genannt werden können, liegt an den *natürlichen Gesetzmäßigkeiten,* welche „Klassische Homöopathen" tagtäglich in ihrer Praxis erleben kön-

62

nen! Heilung in keiner Weise! Der Patient ist von einer „leichteren" Krankheit befreit; dafür hat er sich eine schwerere zugezogen. Und dies zumeist durch das heutige Unverständnis hinsichtlich des Krankheitsbegriffes und den daraus abgeleiteten Arzmeimitteln und Therapieverfahren!

Um nun Krankheit wahrhaftig begegnen zu können, bedarf es selbstverständlich auch *energetischer Arzneimittel!* Erinnern wir uns: Die Lebenskraft ist verstimmt – etwas Immaterielles! Nur sie gilt es, zu korrigieren! Dies kann nun nicht über grobstoffliche chemische Arzneimittel erfolgen, sondern hat ausschließlich mittels *entmaterialisierter, dynamisierter Arzneimittel* zu geschehen.

Genau dies passiert in der Homöopathie! In den dynamisierten Arzneimitteln ist, je nach Potenz – das heißt nach Verdünnungsstufe und Dynamisierung – statistisch gesehen, fast kein oder überhaupt kein Molekül der Ausgangssubstanz mehr enthalten. *Die Arznei ist entmaterialisiert; die energetische, geistartige Information hat sich auf die Trägersubstanz (Alkohol oder Michzuckerstreukügelchen) übertragen (geistartige Imprägnation).* Ein chemischer Nachweis kann die Ausgangssubstanz in dem Arzneiträger nicht mehr ausmachen. Rein chemisch gesehen, unterscheidet sich das Arzneimittel nicht von einem ganz normalen Alkohol oder einem anderen Homöopathikum. Und trotzdem besteht ein Riesenunterschied in seiner Wirkung!

Durch stufenweises Verdünnen und begleitendes obligatorisches Verschütteln oder Verreiben werden die Arzneien in einen besonderen Zustand versetzt, der zu einer Entfaltung neuer Kräfte führt, welche über den materiellen Wirkungsgrad des eigentlichen Mittels weit hinausgehen. Aus diesem Grunde nannte Hahnemann seine Verdünnungen „*Potenzen*" (lateinisch: potentia – Kraft).

All dies ist für die Anhänger der heute weit verbreiteten agnostischen Weltanschauung schwer nachzuvollziehen. So wurde der Homöopathie von Anfang an vorgeworfen, sie basiere auf Suggestion und habe etwas Okkultes an sich. Man müsse eben daran glauben! In den homöopathischen Arzneimitteln sei nachweislich „nichts mehr drin" – reiner Alkohol könne nicht arzneilich wirken! – Rein chemisch betrachtet, haben die Neider der Homöopathie sogar recht! Ab einer bestimmten Potenzhöhe ist wirklich kein einziges Stück Materie mehr in dem Mittel enthalten. Und trotzdem ist in einem homöopathisch aufbereiteten Arzneimittel doch etwas drin, wodurch sich dieses von reinem Alkohol sehr wohl unterscheidet: *Energie, die geistartige Information eines ganz bestimmten entmaterialisierten Stoffes!* (physikalische Natur des Potenzierungsphänomens)

Von der Wirksamkeit dieser kleinsten Entitäten (Einheiten), welche ja im Grunde genommen infinitesimal (unendlich) klein sind, wird jedermann schnell überzeugt, befaßt er sich eingehend mit der Klassischen Homöopathie. In der Geschichte gibt es einige Beispiele berühmter Homöopathen, die sich ursprünglich mit der Homöopathie auseinandersetzten, um diese zu widerlegen, aber mit fortschreitendem Wissen immer überzeugter wurden, bis sie sich von einem Saulus zu einem Paulus bekehren ließen!

2.4 Similia similibus –
das Urprinzip der Homöopathie

Dies ist aber noch keineswegs das Urprinzip der Homöopathie! Ein so aufbereitetes dynamisiertes Arzneimittel wird keinerlei Wirkung zeigen, wenn nicht bestimmte *Gesetzmäßigkeiten bezüglich der Indikation* eingehalten werden. Erst hierin liegt der fundamentale Unterschied der Homöopathie zu allen anderen Heilmethoden!

Hahnemann hat vor circa 200 Jahren entdeckt, daß bestimmte Naturstoffe, in kräftigen Dosen regelmäßig eingenommen, am gesunden Menschen Krankheitserscheinungen erzeugen, welche für den eingenommenen Stoff charakteristisch sind. So, wie wir aus dem täglichen Leben wissen, daß Kaffee Herzklopfen und Schlaflosigkeit, die Küchenzwiebel beim Schneiden Augenträen und Fließschnupfen erzeugen, so kann man für sehr viele Substanzen beobachten, daß sie bestimmte Symptome hervorbringen, die nach dem Absetzen innerhalb einer bestimmten Zeit wieder von selbst verschwinden.

Als Geburtsstunde der Homöopathie wird das Jahr 1790 genannt, als Hahnemann seinen berühmten Selbstversuch mit der Chinarinde unternahm, um die damit erzielten Erscheinungen zu untersuchen. Nach der Einnahme wurde er „krank" und produzierte malariaähnliche Symptome. Setzte er die Chinarinde ab, verschwanden diese wieder, um sich nach erneuter Einnahme wiedereinzustellen.

Durch systematisches „Prüfen" derartiger Substanzen am gesunden Menschen und genaues Beobachten und Notieren der aufgetretenen Symptome entstanden so die *Homöopathischen Arzneimittelbilder,* die in den *Arzneimittellehren* schriftlich

65

festgehalten sind. Diese Arzneimittelbilder sind lebendige Beschreibungen, welche die Wirkungen der jeweiligen Substanz auf den menschlichen Organismus aufzeigen. Für Sulfur beispielsweise – Schwefel in potenzierter Form -, einem der „allergrößten" homöopathischen Arzneimittel, werden circa 8.900 Symptome angeführt!

Diese Symptome sind keineswegs nur objektive, das heißt mit wissenschaftlich anerkannten Methoden nachprüfbare oder sichtbare, fühlbare Symptome, sondern hier spielen auch die rein subjektiven Empfindungen und Gefühle des Patienten eine ganz große Rolle. Oder besser gesagt: Gerade diese subjektiven Symptome haben für die Arzneimittelwahl häufig einen viel höheren Stellenwert als die objektiven! Durch sie wird der Patient *individualisiert;* er unterscheidet sich von seinen Leidensgenossen in ganz kleinen, für den gewöhnlichen Arzt, unscheinbaren Dingen. So spielen individuelle Empfindungen, signifikante Gemütssymptome, Verlangen und Abneigungen hinsichtlich bestimmter Nahrungsmittel, Einbildungen und vieles mehr eine zentrale Rolle.

Das Ähnlichkeitsgesetz besagt nun, daß nur derjenige Stoff in der Lage ist, einen kranken Menschen zu heilen, dessen Arzneimittelbild dem Symptomenbild des Patienten am ähnlichsten ist. Mit dem Symptomenbild des kranken Menschen sind nun nicht nur die organischen Läsionen und sichtbareren Erscheinungen gemeint, sondern auch alle subjektiven Dinge, wie das Verlangen nach kalter Milch oder das Gefühl eines Abwärtsdrängens im Unterleib der Frau, als ob „alles heraustreten wollte". Gerade bei diesem letzten Symptom, das recht häufig anzutreffen und sehr ernst zu nehmen ist, würde jeder Schulmediziner lächeln und nach negativem Befund die Patientin als „spinnert" abtun.

66

Homöopathie ist Individualtherapie! 10 Grippepatienten bekommen mit ziemlicher Sicherheit 10 verschiedene Arzneimittel. Sie alle haben Grippe, das heißt Symptome, welche die
Art der Krankheit katalogisieren – grob schematisieren. Aber
jeder Grippepatient unterscheidet sich in ganz individuellen
Punkten von allen anderen: Der eine hat einen linksseitigen
Kopfschmerz, der andere einen rechtsseitigen; ein weiterer hat
Schweißausbrüche während des Fiebers, ein anderer schwitzt
überhaupt nicht, hat nur trockene Hitze; ein dritter mag nichts
trinken, und das, obwohl er sehr viel schwitzt; ein weiterer ver-
langt nur nach eisgekühlten Getränken, erbricht sie aber sofort
wieder und so weiter.

Sie sehen: Kein Fall gleicht dem anderen! Und doch haben sie
alle Grippe! Erhält jeder Kranke sein individuelles Mittel wird
baldige Besserung eintreten. Die durch dieses Mittel ausgelöste
Kunstkrankheit, die dem Körper aufgrund der richtigen Simile-
Wahl – der Wahl des ähnlichen Arzneimittels – aufgeprägt
wird, verbindet sich mit der Lebenskraft, bringt diese wieder in
ihre „richtige Schwingung", so daß sie die Krankheit aus eigenem Antrieb schrittweise zurücknehmen kann – ohne jegliche
Nebenwirkung! Nur auf Basis des ernergetischen Prinzips!

*Eine Arznei ist also nicht homöopathisch, weil sie verdünnt und
dynamisiert ist und in kleinsten Dosen eingenommen wird, sondern sie ist homöopathisch, weil sie aufgrund des Ähnlich-
keitsprinzips ausgewählt wurde! Ein himmelweiter Unterschied, der nur von den wenigsten verstanden wird!*

Ein dynamisiertes Arzneimittel zeigt bei einem Patienten immer Wirkung, sofern nach dem Ähnlichkeitsprinzip verordnet
wird. Und das auch ohne Suggestion, ohne daran zu glauben!
Es wirkt sogar bei Säuglingen, Kindern, Pflanzen und Tieren;

selbst bei Ohnmächtigen oder Feten im Mutterleib! Auch bei ahnungslosen Menschen, die gar nicht wissen, daß sie – vielleicht heimlich im Kaffee – von ihrer Frau therapiert werden; derartige Fälle sind in der homöopathischen Literatur zuhauf dokumentiert. Außerdem kommt es häufig auch zu mehr oder weniger ausgeprägten Erstverschlimmerungen, welche sich der Patient nun wirklich nicht gewünscht hat!

Der berühmte amerikanische Homöopath Kent sagt es ganz prägnant: „Jegliche Suggestion versagt, wenn das Mittel nicht paßt", wenn es also nicht das Simile des Menschen war, sondern etwa nur organbezogen ausgesucht wurde.

2.5 Similia similibus bei akuten Krankheiten

Das bisher Gesagte gilt vom Prinzip her gleichermaßen für akute wie für chronische Krankheiten und alle Prozesse, die dazwischen liegen. *Die Basis für die Homöopathie ist das richtige Simile!*

Das bedeutet für den Behandler einen recht großen Aufwand und viel Aufmerksamkeit. Bei akuten Krankheiten läuft dies verhältnismäßig überschaubar ab; hier werden alle *Veränderungen seit Bestehen der Krankheit* eruiert und für die Arzneimittelbestimmung herangezogen. Dabei sind selbstverständlich nicht alle Symptome als gleichwertig zu betrachten! Es gibt immer eine strenge *Hierarchisierung,* die in jedem individuellen Fall vom Therapeuten zu erkennen ist! So spielen etwaige Krankheitauslöser – wie eine Verkühlung, Durchnässung, Luftzug, Ärger, Schreck, Kummer, Überanstrengung oder etwa eine Unterdrückung durch schwere Medikamente – eine zentrale Rolle. Die Aufgabe des Homöotherapeuten besteht nun darin,

68

dasjenige Mittel zu bestimmen, das in seinen charakteristischen Symptomen dem Wesen der Krankheit am nächsten kommt, die *Idee der Krankheit* also erfaßt. Nur dieses Mittel wird die Krankheit in kurzer Zeit zurücknehmen können.

Eine erste Wirkung des homöopathischen Arzneimittels ist innerhalb sehr kurzer Zeit, nach circa ein bis zwei Stunden, häufig sogar noch schneller, zu erwarten. Ist dies nicht der Fall, so war es das falsche Mittel!

2.6 Chronische Krankheiten

Etwas diffiziler verhält es sich bei einer chronischen Behandlung. Hier geht es um *Neigungen* oder *Veranlagungen.* Nicht die akute Mittelohrentzündung oder Migräne wird behandelt, sondern die Veranlagung, immer wieder daran zu erkranken. Ist das Terrain einmal gesäubert, so besteht keine weitere Veranlassung, fortlaufend an derartigen Erkrankungen zu leiden.

Bei der chronischen Behandlung ist ein erhebliches Maß an Mehraufwand zu treiben, um die *Idee der Krankheit* aufzuspüren. Alle Krankheiten und Symptome, welche der Patient *im Verlaufe seines Lebens hatte oder noch hat,* spielen hier eine große Rolle. – Damit nicht genug! Sogar die *Krankheiten der Blutsverwandschaft* gehen mit in die auszuwertenden Daten ein! Die Tuberkulose der Großmutter, der an Lungenentzündung verstorbene Vater oder das Heimsuchen der Syphilis einzelner Familienmitglieder im ersten Weltkrieg sind von großer Wichtigkeit!

Dies ist einmalig in der Welt der Medizin und gilt für keine andere Behandlungsform! Oft ist aufgrund der familiären

Prädisposition schon eine ganz bestimmte Therapierichtung zu erkennen, denn bei chronischen Leiden sind nicht unbedingt alle Symptome in ihrer Gesamtheit en bloc zu werten, sondern „abgestuft" *auf der Basis der zugrunde liegenden Miasmen (chronische Grundkrankheiten)!*

Hahnemann hat in seinem jahrelangen Bestreben, die Wahrheit zu finden, entdeckt, daß alle chronischen Krankheiten auf nur drei chronische Grundkrankheiten, die sogenannten Miasmen, zurückgehen (Psora, Sykosis, Syphilitische Konstitution; später erweitert um die Tuberkulinie). Sie sind der Schlüssel zu allem chronischen Leiden und damit auch zu erfolgreicher Therapie und Heilung! Bezogen auf Geistes- und Gemütskrankheiten bestätigt dies im Prinzip auch der Psychoanalytiker Freud gegen Ende seines Lebens – gute 100 Jahre nach Hahnemann – mit der Feststellung, daß bei etwa 50% seiner depressiven und psychotischen Patienten in der familiären Vorgeschichte die Syphilis präsent ist!

Es würde an dieser Stelle den Rahmen des Büchleins sprengen, allzu tief in diese Gesetzmäßigkeiten einzusteigen. Nur soviel sei gesagt, daß es zwei venerische Miasmen gibt, das heißt Miasmen, die auf dem Geschlechtswege übertragen werden, und ein nicht-venerisches. Dies sind zum einen das *syphilitische Miasma* und zum anderen die chronische Gonorrhoe, die sogenannte *Sykosis.* Sie ergreifen mit der Zeit den gesamten Organismus und sind keineswegs nur Geschlechtskrankheiten, wie die landläufige Meinung ist. Besser wäre, sie als Krankheiten zu bezeichnen, welche auf dem Geschlechtswege übertragen werden. – Das dritte Miasma ist die *Psora,* das innere Krätze-Siechtum, ein von Hahnemann gewählter Begriff für sämtliche Folgen von Unterdrückung und funktionellen Störungen. Die Psora wird schon allein durch Hautkontakt übertragen und hat einen fest umrissenen Charakter, so wie die beiden anderen Miasmen auch, ist aber – im Gegensatz zu den anderen – das Grundübel schlechthin. – *Am Anfang war die Psora!*

Die Miasmen können entweder ererbt und/oder im Laufe des Lebens erworben werden. Häufig verbinden sie sich untereinander und verschmelzen zu einer schwer trennbaren Einheit. Sie haben das Bestreben, die Lebenskraft für ihre eigenen zerstörerischen Absichten zu mißbrauchen. Aus eigenem Antrieb kann sich diese nicht aus deren Unterjochung befreien! *Chronische Krankheiten haben also niemals die Tendenz, von selbst zu heilen* (akute Krankheiten indessen immer!). Sie sind immer gegenwärtig und schreiten ständig weiter fort, häufig schleichend und mit vielen latenten – nicht in Erscheinung tretenden – Phasen. Das Ende ist erst der Tod.

Schauen wir uns die Menschen unserer heutigen älteren Generationen an! Sie alle haben zwar eine höhere Lebenserwartung, „sterben aber dafür länger"! Häufig 20 bis 30 Jahre lang! Und dann unsere Kinder und Kindeskinder! Allergien sind bei ihnen an der Tagesordnung! Neurodermitis, Asthma und ständige Erkältungsneigung! – Dies ist alles nur auf der Basis der miasmatischen Belastung der Blutsverwandschaft zu verstehen! Und anders kann man derartige Fälle auch nicht bleibend heilen! *Die Ursache ist stets zu erfassen – und zwar die ursächlichste Ursache!*

Chronische Krankheiten sind also immer unter der ererbten oder erworbenen miasmatischen Belastung zu beurteilen! Darüber hinaus ist vom Homöotherapeuten festzustellen, welches Miasma derzeit aktiv ist und darum zuerst behandelt werden muß. Nur diejenigen Symptome, welche für das aktive Miasma relevant sind, können für diesen Schritt der Therapie herangezogen werden. Die anderen Symptome werden zeitweilig zurückgestellt!

Im Verlauf der chronischen Kur kann es daher zu *Miasmenwechseln* kommen, das heißt, das zuvor akute Miasma tritt zurück und ein anderes erhebt sein Haupt, da unsere Patienten in den seltensten Fällen einmiasmatisch sind. Dann ist es selbstverständlich an der Zeit, auch das Arzneimittel zu wechseln.

2.7 Das Chronische – die Domäne der Klassischen Homöopathie

In der Klassischen Homöopathie geht es also in erster Linie nicht darum, eine akute Erkrankung schnell zu kurieren, ohne schwere allopathische Medikamente einzusetzen. Das kann sie natürlich auch! Darüber brauchen wir gar nicht zu reden; das ist selbstverständlich! – Es geht um viel mehr!

Primäres Ziel ist es, die *Veranlagung zu bestimmten Erkrankungen zu nehmen!* Dies erfolgt mit einer *homöopathischen chronischen Behandlung, einer antimiasmatischen Kur!* Erst dann wird sich allmählich *echte, bleibende Gesundheit* einstellen, das heißt, der Mensch wird nie wieder derartige Krankheiten bekommen!

Die Domäne der Klassischen Homöopathie umfaßt deshalb vor allem diejenigen Krankheiten, mit denen die offizielle Medizin nicht zurecht kommt, an denen sie immer wieder scheitert. Das sind hauptsächlich:

– chronische Krankheiten, auch wenn sie schon Jahrzehnte lang bestehen, wie Gelenkrheumatismus, Hautkrankheiten jegli-

cher Couleur, Asthma, Depressionen, Stoffwechselstörungen
und andere

– refraktäre Krankheiten, das heißt sehr hartnäckige und
therapieresistente Erkrankungen

– rezidivierende Erkrankungen, das sind ständig wie-
derkehrende Erkrankungen, wie die Neigung zu Anginen,
Mandelentzündungen, Mittelohrentzündungen, etc.; dauernde
Erkältungsneigung, häufige Blasenentzündungen, Migräne,
Menstruationsbeschwerden, gynäkologische Erkrankungen
bis hin zu Neigung zu Fehl- oder Frühgeburten und Sterilität
und andere

– Allergien jeglicher Genese, wie Heuschnupfen, Neurodermitis, Nickelallergie, Nahrungsmittelallergien

– Ängste, zum Beispiel vor Dunkelheit, Tieren, Insekten,
Krebs, Alleinsein

– Entwicklungsrückstände bei Kindern, wie: Winzling, der
kaum zunimmt, obwohl er einen guten Appetit hat; oder das
Kind lernt spät laufen und sprechen; Stolperneigung

– Impffolgen jeglicher Art

– Auffälligkeiten im seelisch-geistigen Bereich, wie sehr ausgeprägte Aggressivität, große Unruhe, Unkonzentriertheit,
Unausgeglichenheit, Hyperaktivität, Legasthenie und vieles
mehr

Hier kann die Homöopathie – richtig betrieben – „wahre Wunder wirken". Auch Fälle, die von der offiziellen Medizin längst

aufgegeben wurden, haben noch gute Chancen, richtig geheilt zu werden. Dabei wird das Wort Heilung in seinem ursprünglichen Sinne verstanden: *Der Mensch ist von seiner Krankheit bzw. von der Neigung zu erkranken befreit; es tritt kein anderer Krankheitsprozeß an ihre Stelle.* Es handelt sich also um *keine Krankheitsverschiebung!*

2.8 Klassische Homöopathie und gesunde Kinder

Grundsätzlich gesehen, lassen sich die Miasmen zu jedem Zeitpunkt des Lebens ausrotten. Naturgemäß tut sich ein Kind dabei wesentlich leichter, denn zum einen „spricht" bei ihm die Lebenskraft noch direkt – die Symptomatik ist nicht verwischt durch langjährigen Konsum schwerer allopathischer Medikamente oder andere Einflüsse –, und zum anderen reagiert seine Lebenskraft in der Regel viel schneller als beim Erwachsenen. So gesehen, sollte man schon im frühen Kindesalter mit einer chronischen homöopathischen Kur beginnen und dauerhafte Heilung erzielen, sofern Beschwerden auf eine miasmatische Belastung aufmerksam machen.

Da die Miasmen auch hereditär (erblich) weitergegeben werden, gibt es einen noch günstigeren Zeitpunkt, gesunden Kindern das Leben zu schenken: vor der Zeugung des Kindes! Hiermit ist nun nicht der unmittelbare Zeitpunkt vor dem Akt der Zeugung zu verstehen, sondern die zukünftigen Eltern sind gut beraten, sich schon Jahre *vor der Gründung einer Familie* chronisch behandeln zu lassen, sofern die Familienanamnese dies anzeigt. Dadurch werden die chronischen Miasmen abgetragen und können nicht auf das noch Ungeborene übergreifen, weder vom Vater und dessen Blutsverwandtschaft, noch von der Mutter.

74

Ein allgemeiner Zeitpunkt für den Behandlungsbeginn sowie eine Angabe zur Behandlungsdauer läßt sich nicht angeben, da es auch hier wieder auf die Individualität und die Anzahl der vorhanden Miasmen sowie deren Ausprägung ankommt. Man kann sicherlich mit einigen Monaten, unter Umständen auch mehreren Jahren rechnen, bis das Terrain wirklich bereinigt ist. Darüber hinaus muß der Homöotherapeut sein Fach beherrschen und die Zusammenhänge der Miasmen erkennen, also nicht nur die bloße Simile-Regel anwenden. Kurz gesagt: *Er muß chronisch therapieren können!*

Ist der Zeitpunkt vor der Zeugung eines neuen Erdenbürgers verpaßt, so bietet sich mit dem *Verlauf der Schwangerschaft* der nächst günstige Zeitpunkt einer Behandlungsaufnahme an, da man hierbei noch einen erheblichen Einfluß auf die Konstitution des werdenden Kindes nehmen kann. „Während der Schwangerschaft spricht das Miasma sehr deutlich", das wissen alle klassisch arbeitenden Homöopathen. Hier kann man also etwas für die werdende Mutter tun, was in jedem Fall auch dem ungeborenen Kind zugute kommt, denn dieses erhält alle Vitalität von der Mutter. Der miasmatische Einfluß, welcher von Seiten des Vaters kommt, kann allerdings hier nicht mehr erfaßt werden.

Kommt man erst nach der Entbindung zur Homöopathie, so sind ein paar Interaktionen zu berücksichtigen, sofern das Kind gestillt wird. Denn dann kann die Mutter solange nicht mit einer eigenen Therapie beginnen, wie sie stillt, da der Säugling jegliche Potenzen über die Muttermilch aufnehmen würde. In diesem Fall ist – wie immer in der Homöotherapie – ein ganz individuelles Vorgehen für Mutter und Kind angezeigt.

Selbstverständlich kann auch Homöopathie zur Unterstützung während der Entbindung angewandt werden, was in vielen Fällen durchaus sinnvoll und hilfreich ist. In der Regel kommt es aber bei chronisch homöopathisch vorbehandelten Müttern zu keinerlei Schwierigkeiten, so daß während der Geburt auf akute Homöopathika verzichtet werden kann.

2.9 Die Anamnese und Erstrezeptur

In der Homöotherapie ist der Patient immer aufgerufen, aktiv mitzuwirken! Ohne sein Dazutun geht gar nichts, denn ohne qualitativ gute Symptome kann kein Homöopath etwas ausrichten!

Zunächst muß er in einem langen Anamnesegespräch „die Karten auf den Tisch legen". *Nicht nur die jetzigen Leiden sind von Interesse, sondern auch seine früheren!* Darüber hinaus wird bei Kindern sehr viel Wert auf die *eingehende Besprechung des Schwangerschaftsverlaufs und der Geburt* gelegt.

Wird etwas verheimlicht, macht der Patient unrichtige Angaben, so ist die Therapie von vorneherein zum Scheitern verurteilt! *Homöopathie ist eine kausale Behandlung!* Geht man an den eigentlichen Ursachen vorbei, so wirken auch keinerlei „Potenzen", also keine Homöopathika (obwohl das hier der falsche Begriff ist, denn eine Arznei ist erst dann homöopathisch, wenn sie „paßt", also ähnlich ist).

Die Arzneimittelwahl wird durch die Berücksichtigung verschiedenster Gegebenheiten erleichtert, wie durch Leitsymptome, Modalitäten, konstitutionelle Faktoren, geistig-seelische Auffälligkeiten, vorherrschende Stimmungslagen, bevorzugtes Organ- und Körpergewebe, auslösende Ursachen, Als-ob-Symptome, paradoxe Symptome und ähnliches mehr.

76

Alles in allem läßt sich der Patient also vom Homöotherapeuten etwa zwei Stunden befragen. Dieser notiert fein säuberlich alles, was der Patient zu sagen hat und versucht eine Ordnung in das chronische Geschehen zu bringen. Des weiteren werden sehr umfangreiche Fragebögen (siehe S. 115) zu Hause auszufüllen sein, welche zusammen mit den Aufzeichnungen des Anamnesegesprächs die Basis für die Auswertung und damit für die erste Arzneimittelverschreibung bilden.

Dies zusammengenommen erfordert, je nach Fall, für den Therapeuten vier bis sieben Stunden Arbeit (bei Kindern etwa ein bis vier Stunden, je nach Alter und Beschwerden)!

2.10 Der Heilungsverlauf bei einer chronischen Behandlung

Während der Einnahme des homöopathischen Arzneimittels ist der Patient dazu angehalten, sich weiterhin genau zu beobachten. Bei einer homöopathischen Kur tut sich nämlich einiges! Manche Symptome werden sich unter dem applizierten Homöopathikum verbessern, andere dagegen verschlimmern.

Häufig betrifft eine vorübergehende Verschlimmerung auch gerade das Leiden, deretwegen sich der Patient in die Behandlung begeben hat. Aber er kann nun auf einmal wieder gut schlafen! Oder – er hat wieder warme Hände und Füße und es friert und fröstelt ihn nicht mehr! – Dies sind ganz wichtige Dinge, die den Weg der Heilung einleiten! Es tut sich etwas im tiefsten Inneren des Organismus! Die Lebenskraft wird wieder aktiv! Wer dies übersieht, versteht nichts von Therapie, geschweige denn von Krankheit und echter Heilung!

Heilung erfolgt immer von oben nach unten und/oder von innen
nach außen und/oder durch Verschwinden der Symptome in der
umgekehrten Reihenfolge ihres Auftretens (Hering'sche Regel).
Der Heilungsprozeß ist ein retrograder Prozeß, ein Rückwärts-
schreiten auf alt begangenen Wegen.

Alle Veränderungen müssen vom Patienten sorgfältig beobachtet und protokolliert werden. Sie bilden zusammen mit den
Ausgangsdaten der Großanamnese die Basis für die Zweitver-
schreibung. Diese ist dann allerdings meist nicht mehr so zeit-
aufwendig. Der Löwenanteil der Daten und die *Idee des Falles*
liegen ja bereits vor!

Mit der Zeit nehmen die Symptome, sowohl von ihrer Anzahl
als auch von ihrer Penetranz her, kontinuierlich ab bis schließlich keine Medikation mehr erforderlich ist. Der Patient ist und
bleibt gesund – und das ohne Dauermedikation! Dieser Prozeß
kann allerdings mehrere Monate bis zu mehreren Jahren dau-
ern, je nach Vitalität des Organismus, je nach Krankheitsfall, je
nach Vorbehandlung, je nach Familienbelastung. Bei richtiger
Mittelwahl werden die Symptome jedoch von Tag zu Tag weniger. – Jeder Organismus ist einmalig! Keiner ist so wie der andere! Deshalb auch diese individuelle Therapie! Streng nach
dem Gesetz!

Für chronische Geschehen ist also ein recht großer Aufwand zu
treiben, der sich aber, wie die tägliche Praxis zeigt, lohnt. Der
Patient braucht während der Einnahme eines Mittels den Therapeuten nicht aufzusuchen, falls es nicht Unklarheiten zu bespre-
chen gibt. Erst nach circa sechs bis zwölf Wochen, nach Been-
digung des Homöopathikums, wird eine Durchsprache des
Verlaufs der Kur und der Symptomenbildveränderungen notwendig, welche Basis für die nächste Verschreibung ist.

2.11 Der Begriff „Klassisch"

Was bedeutet nun der Zusatz „Klassisch" in *„Klassische Homöopathie"?* – Dies ist im Prinzip ganz einfach! Das, was wir gerade besprochen und dargestellt haben, macht die Klassische Homöopahie aus. Es geht also um eine *Individualtherapie mit Einzelmitteln,* unter der *Berücksichtigung der chronischen Miasmen* und dem Verabreichen von *Hochpotenzen* (i.d.R. LM- bzw. Q-Potenzen). Der Mensch wird immer als Ganzes gesehen und therapiert. Krankheitsnamen spielen eine untergeordnete Rolle. Sie sind eine viel zu grobe Klassifizierung!

Ein organbezogenes Vorgehen, das Verschreiben nach „Typen", das Verabreichen von Komplexmitteln sowie das Angehen von chronischen Erkrankungen mit Tiefpotenzen haben nichts gemein mit der reinen Lehre Hahnemanns.

Schon zu Hahnemanns Zeiten haben jedoch viele Mediziner versucht, diesen großen Aufwand zur richtigen Simile-Wahl zu umgehen. Zum einen, weil sie der alten Schule der Lokalläsionen verfallen waren und das Naturgesetz von Leben, Lebenskraft und Krankheiten – alles energetische Entitäten – nicht verstanden haben, und zum anderen, weil es viel bequemer war, nach Kochrezepten wie bisher zu arbeiten und so ein Vielfaches an Zeit zu sparen. Darüber hinaus konnten auch viele Mediziner (sowie Homöopathen) die *Miasmenlehre von Hahnemann – das Kernstück allen chronischen Übels –* für sich nicht nachvollziehen. Sie alle haben dann mit Tiefpotenzen („Da ist ja wenigstens noch manchmal ein Molekül drin!") nach den alten Prinzipien rezeptiert und nach lokalen Körperläsionen und Krankheitsnamen die Mittel verschrieben.

Der größte Teil der homöopathischen Behandlung ist also, ebenso wie die der regulären Schule, palliativer Art – nur lindernd, nicht heilend! Der Grund ist der Mangel an Wissen über die chronischen Miasmen! – Es gibt zur Zeit, wie auch schon früher, viel zu wenige echte „Klassische Homöopathen"!

Oft werden heutzutage auch Komplexmittel verabreicht – das sind zusammengemischte homöopathische Einzelmittel, welche alle einen besonderen Bezug zu einem bestimmten Organ haben -, in der Hoffnung, irgend eine Substanz werde den Fall schon heilen. So werden beispielsweise Komplexe für den Magen-Darmtrakt empfohlen, für den Atmungstrakt, und so weiter.

Auch dieses „Schrotschußverfahren" ist sehr verwerflich, da man an den Kern der Krankheitursache nicht herankommt! Da werden häufig Mittel miteinander vermischt, die sich zusammen überhaupt nicht vertragen, ja sich gegenseitig stark beeinflussen oder sogar ausschließen! Des weiteren werden Hochpotenzen und Tiefpotenzen wild kombiniert und teifgreifende chronische Mittel mit oberflächlich wirkenden akuten Mitteln durcheinander gebracht! Daß dabei unheilbare Fälle oder zumindest häufig sehr schwer zu heilende Fälle produziert werden, ist nur den „Klassisch" arbeitenden Therapeuten klar. Sie erleben dies immer wieder in der Sprechstunde. Diese Methode ist deshalb genau so verwerflich wie der schnelle Griff zu Antibiotika oder Cortison!

Nach dem Zweiten Weltkrieg haben sich deshalb die wirklich echt homöopathisch arbeitenden Ärzte und Heilpraktiker den Zusatz „Klassisch" zugelegt, um diesen gewaltigen Unterschied deutlich zu machen. Ein „Klassischer Homöopath" arbeitet immer streng nach dem Gesetz, das von Hahnemann entdeckt und fixiert wurde. Er verabreicht nur Einzelmittel und berücksich-

80

tigt die miasmatische Belastung im Verlauf der Kur. Er allein betreibt echte Homöopathie*) – eine kausale Behandlungsmethode. Oder besser gesagt, er bekennt sich zu dieser Weltanschauung; denn diese Gesetzmäßigkeit läßt sich nicht einfach leugnen.

2.12 Die Grenzen der Homöopathie

Die Homöopathie hat selbstverständlich auch ihre Grenzen. Keiner wird ernsthaft behaupten, sie vollbringe Wunder, obwohl es doch vielfach den Anschein hat. Generell muß man jedoch sagen, daß die Grenze fast immer der Mensch (Therapeut) selbst ist. So kann beispielsweise die Homöopathie – nach den Gesetzen der Miasmen richtig angewandt – auch bei entwicklungsrückständigen Kindern sowie bei sogenannten Risikokindern sehr viel bewirken, was – wenn man es nicht selbst erlebt hat – unglaublich erscheint. – Homöopathie, die „ars divina", wie sie Hahnemann nannte, oder „die Krone der Medizin", wie mir einmal ein Patient versicherte.

Erst sogenannte Endzustände im Sinne der Schulmedizin, wie beispielsweise eine Netzhautablösung, eine Magenperforation, ein Blinddarmdurchbruch oder akutes Nierenversagen, gehören in die Hände einer Klinik! Auch Knochenbrüche und sonstige schwere Verletzungen machen den operativen Eingriff eines Chirurgen erforderlich.

Aber auch hier kann die Klassische Homöopathie unterstützend wirken und die Selbstheilungskräfte des Patienten stimulieren,

---

*) Leider sind die Begriffe *Homöopathie* und *Klassische Homöopathie* bislang noch nicht geschützt.

um die Nachwirkungen eines operativen Eingriffs zu lindern oder beispielsweise die Kallusbildung im Falle von Knochenfrakturen zu fördern. Aufgrund vieler Erfahrungen in der Praxis kann so der Heilungsprozeß beschleunigt werden, meist um die Hälfte der regulär veranschlagten Zeit. Darüber hinaus kann in den meisten Fällen weitgehende Linderung erzielt werden, ohne auf schwere immunsuppressive oder schmerzstillende Medikamente mit all ihren Nebenwirkungen zurückgreifen zu müssen.

2.13 Ausblick für unsere Volksgesundheit

Mit der Homöopathie, dem direkten Stimulieren der Lebenskraft durch ihre entmaterialisierten, geistartigen Mittel, tut man nicht nur dem betroffenen Menschen – seiner physischen und psychischen Entwicklung – einen großen Gefallen, sondern auch seiner ganzen Familie (bei Kindern speziell weniger Probleme in der Erziehung, Schule, Gesundheit, Selbstbewußtsein etc.). Sieht man diese Thematik ein wenig globaler und verfolgt sie über einen größeren Zeitraum hinweg, so wird unsere Volksgesundheit in der glücklichen Lage sein, langsam aber stetig wieder stabiler zu werden – ohne große Kosten und vor allem ohne chemisch-bedingte Nebenwirkungen! Die chronischen Leiden – und damit nicht zuletzt die Preisspirale im Gesundheitswesen – werden signifikant abnehmen!

Teil 3: Beispiele aus der homöopathischen Praxis

Bei dem ersten und den letzten beiden Beispielen handelt es sich um chronische Fälle, bei denen auch die ererbte miasmatische Prädisposition eine zentrale Rolle spielt, wohingegen der zweite Fall die Akutfolgen einer Tetanusimpfung und deren erfolgreiche Behandlung aufzeigt.

3.1 Hyperaktivität, schwere Verhaltensstörung im Sozialbereich und schwerste Legasthenie

Hyperaktivität, schwere Verhaltensstörung im Sozialbereich und schwerste Legasthenie – Symptome, die Coulter dem Postencephalitischen Syndrom (chronische Nachwirkungen einer durchgemachten Gehirnerkrankung) – gegebenenfalls durch eine Impfung hervorgerufen – zuschreibt. Es ist schwer zu sagen, ob im nachfolgenden Beispiel dieses Syndrom unbedingt primär auf eine Impfung zurückgeht. Mit Sicherheit wurde es jedoch durch diese wesentlich verschärft, denn der betroffene Bub hat in den ersten Lebenstagen eine BCG-Impfung erhalten.

In seinen Ausführungen („Impfungen – der Großangriff auf Gehirn und Seele") weist Coulter aber auch auf die genetische Komponente derartiger Erscheinungen hin (z.B. familiäre Häufung bei Hyperaktivität). Diese Sichtweise bestätigt die Klassische Homöopathie, ist sie doch die einzige Therapieform, welche sich u.a. für die Krankheiten und Zusammenhänge der gesamten Blutsverwandschaft interessiert und diese Erkenntnisse sogar in die richtige Arzneimittelfindung bei einer chronischen antimiasmatischen Behandlung einfließen (vgl. 2.6).

Pschyrembel – Klinisches Wörterbuch (255. Auflage, 1986):
Hyperaktives Syndrom

Auffälligkeit in der kindlichen Entwicklung mit Konzen-
trationsstörungen, erhöhter Ablenkbarkeit, psychomotorischer
Unruhe und damit verbundene Schwächen im Leistungs-
verhalten und scheinbar dissozialem Verhalten. Häufig ist
dieses Syndrom der einzige Hinweis auf eine frühkind-
liche zerebrale Schädigung (sog. minimal brain dysfunction –
MBD, zu deutsch: minimale cerebrale Dysfunktion –
MCD) bei negativem techn. Untersuchungsbefund und
keinen oder nur diskreten klinisch neurologischen Auffällig-
keiten.

Es besteht kein Zweifel, daß in den letzten Jahren Aufmerk-
samkeitsstörungen bei Kindern extrem zugenommen haben.
Die Kinder sind unruhig, benehmen sich auffällig und
aggressiv. Sie werden als „verhaltensgestört" bezeichnet
und gelten im Extremfall als „schwer erziehbar". Allein
in Deutschland erhalten heute ca. 1,4 Millionen Kinder unter
12 Jahren wegen dieser Hyperaktivität Psychopharmaka
(Der Naturarzt 11/90)! Darüber hinaus gibt es derzeit
35 Selbsthilfegruppen für „verhaltensgestörte Kinder". –
Im allgemeinen wird den Müttern gesagt, die Ursachen seien
unbekannt, es handele sich wahrscheinlich um Folgen
eines „Sauerstoffmangels während der Geburt". Ärztlicherseits
wird als Ursache meist eine partielle Hirnreifungsstörung
genannt, die in der Wissenschaft als MCD oder frühkindliches POS (psychoorganisches Syndrom) bezeichnet
wird.

Schulmedizinisch gilt die Hyperaktivität als nicht heilbar.

Markus, 9 Jahre alt

Schwangerschaft: Vorzeitige Wehen ab 20. SSW. 2 Monate lang Partusisten (wehenhemmendes Mittel) und Valium (stationär). Extreme Angstzustände.

Geburt: Termingerecht. Epiduralanästhesie.

Neugeborenenperiode: Geschrien bis Mitternacht („hat Süßigkeiten der Mutter nicht vertragen"). BCG-Impfung am 3. Lebenstag. Ab 5. Monat starke Unruhe und schwere Schlafstörungen (Schlägt mit Kopf gegen das Bett, bis die Haarwurzeln blutig werden. Hat mit knapp 4 Jahren auf diese Weise sein Bett auseinandergeschlagen!), die sich erst bei Diätbeginn mit ca. 4 Jahren abschwächen. Sehr berührungsempfindlich am Kopf (schon beim Streicheln weggestemmt). Mit 2 Jahr Otitis media (Eiter tropfte aus Ohr), antibiotisch behandelt. Zahnung sehr erschwert – nächtelang geschrien. Ist nicht koordiniert gekrabbelt! Mit 1 Jahr sofort gelaufen.

Kleinkindzeit: Milch, Süßigkeiten und Gerüche (Parfüm, Abgase, Schuhcreme, etc.) verursachen Hyperaktivität. Der geringste Diätfehler macht ihn „reif für die Klapsmühle". 4x Scharlach ohne Exanthem, jeweils antibiotisch behandelt. Markus „rastet aus" nach Antibiotikumeinnahme. „Schwere Verhaltensstörung". Ständige Erkältungsneigung. Mit 2 Jahren vielfach Mittelohrentzündungen. Sehr streitsüchtig und aggressiv.

Markus ist sehr eigenwillig. Sein Kopfhaar riecht muffig („wie Hühnerstall") und ist häufig verklebt. Um einschlafen zu können, rollt er etwa eine viertel Stunde lang mit dem Kopf (Jactatio capitis nocturna). Die Füße sind meist kalt; im Schlaf streckt er sie allerdings wegen Hitze unter der Bettdecke hervor. Er hat ein auffallendes Verlangen nach Süßigkeiten, die aber nicht vertragen werden. Fett, Kuhmilch, Eier und Nüsse lösen ebenfalls sofort hyperaktive Anfälle aus, genauso Alkohol (Hat verbotenerweise hin und wieder bei Festlichkeiten an „leeren" Gläsern genippt). „Er kann sich ohne Diät nicht an Regeln halten." Als sich die Eltern trennten, ist Markus „regelrecht abgestürzt". Sein Vater wollte nichts von ihm wissen, leidet selber an diesem Syndrom. Außerdem plagen Markus extrem starke, übelriechende Blähungen, die er nicht kontrollieren kann. Er ist weitsichtig (+7,0 dpt), schielt und hat einen Astigmatismus (Hornhautverkrümmung). Er litt schon 3x an Würmern, welche stets unter Helmex verschwanden. Sein Thorax (Brustkorb) ist leicht deformiert (Hühnerbrust). Wie die meisten MCD-Kinder hat auch er Probleme mit dem Gleichgewicht (erst mit 6 Jahren Radl ohne Stützen gefahren). Die vorderen Zähne sind recht stark gezähnelt. Auf Insektenstiche steigert sich seine Hyperaktivität. Markus' Verhalten ist fast ausnahmslos „unsozial"; mit anderen Kindern fängt er immer Streit an. Altersgemäß spielen kann er nicht. „Mitnehmen – z.B. zum Einkaufen – kann ich ihn auch kaum, da es passieren kann, daß er ganz spontan ein Regal mit seinem ausgestreckten Arm abräumt." (Mit schlechter Erziehung hat dies wenig zu tun! Trotz bester Vorsätze und größter Anstrengungen können diese Kinder nicht anders [Stichwort „unwiderstehlicher Drang/Impuls" des postencephalitischen Syndroms; vgl. Coulter].) Sehr ausgeprägte Legasthenie (Test: 2%); besucht deswegen eine Sonderschule. Für Hausaufgaben braucht Markus etwa 5 Stunden, wo andere Kinder in einer halben Stunde fertig sind. Er ist nicht fähig, sich zu konzentrieren. Hat fast alle denkbaren Impfungen erhalten, die – nach Aussage der Mutter – vertragen wurden. Vor ein paar Jahren ein Jahr lang ununterbrochen geschwollene Halslymphknoten.

Während der ganzen Anamnese, die mit dem – damals noch in der Entwicklung befindlichen – Kinderfragebogen*) unterstützt wurde, hat sich Markus ununterbrochen auf dem Drehstuhl gedreht. Er stand während über 2 Stunden nicht für einen Moment still, mit Ausnahme der kurzen Momente, wo er eine intelligente Zwischenfrage stellte. Markus ist sehr interessiert, wißbegierig und intelligent, was i.d.R. typisch für sog. MCD-Kinder ist.

Die konsultierten Fachärzte schreiben Markus' Verhalten seiner „genetischen Anlage" zu. Markus hat schon sein Leben lang alle erdenklichen Therapien erhalten (z.b. Darmpilzbehandlungen, Diät, Psychotherapie, Spieltherapie, [unsachgemäß ausgeübte] Homöopathie), jedoch ohne dauerhafte Besserung, geschweige denn Heilung.

Familie: Hyperaktivität und innere Unruhe gehäuft, Otitiden (Mittelohrentzündungen), Nierensteine, „Alkoholprobleme", Lebensmittelallergien, Tonsillitiden (Mandelentzündungen), Rauschgift.

1. Arzneimittelwahl: Sulfur LM18, alle 2 Tage morgens, 5 Tropfen auf ein Glas Wasser, nur 1 Schluck; anschließend 6 Wochen **LM30,** 2x pro Woche 3 Tropfen (Wasserglas).
Verlauf: „Gut geht's, so 'was Tolles! Es ist wie Urlaub für mich." (Mutter). Markus Verhalten ist einwandfrei. Spielt mit anderen Kindern. Ist verständig. Kleine Diätfehler verursachen keine großen Reaktionen mehr. Markus wächst und nimmt zu (war vorher recht klein und schmächtig)! Blähungen unauffällig. 2x Würmer gehabt (je einmal unter LM18 und

---

*) Plattner, I., Grätz, J.-F., „Homöopathische Behandlung Ihres Kindes – Fragebogen": siehe S. 115

SAMUEL-Serie

Nr.	Symptome	Seite
1	kopf - gehirnentzündung / - gehirnhäute / - tuberkulös	verknüpf *
2	gemüt - konzentration - fällt schwer 162	1- 65-11
3	gemüt - stimmung - abwechselnd 60	1- 99- 9
4	gemüt - schlagen - schlägt mit dem kopf gegen die wand ..#jfg	biblio
5	kopf - bewegungen - rollt den kopf 41	1-176-22
6	kopf - kopfschweiß 76	1-200- 8
7	schlaf - gestört 42	1-377-21
8	allgemeines - unruhe, besorgnis, ungutes gefühl, kann nicht + still sitzen 65	1-452- 5
9	allgemeines - abmagerung 116	1-407- 1
10	allgemeines - abmagerung - kinder (marasmus) 33	1-407- 5
11	allgemeines - müdigkeit 140	1-427-21
12	allgemeines - knochen - erweichung 27	1-417- 1
13	modalitäten - impfung, nach ....#jfg	biblio
14	modalitäten - narkotika verschlechtern 48	1-516- 3
15	modalitäten - berührung, berührt werden, verschlechtert ..138	1-493- 6
16	modalitäten - nahrungsmittel - milch verschlechtert .....#jfg	biblio
17	modalitäten - nahrungsmittel - süßigkeiten verschlechtern .22	1-515-19
18	modalitäten - alkoholische stimulantien 66	1-491- 2
19	modalitäten - kälte - neigung zu erkältung 93	1-504-10
20	modalitäten - baden - abneigung gegen 43	1-492- 5
21	hautausschl./a - unterdrückt 50	2-191-13
22	extremit. - hitze - fuß - brennend - entblößt sie 8	2-454-40
23	augen - lähmung - strabismus 50	3- 20-13
24	augen - linse, astigmatismus 1	3- 22-10
25	sehen - sehfehler - weitsichtig 40	3- 77-16
26	ohren - entzündung - mittelohr / mittelohreiterung	verknüpf
27	ohren - absonderung eitrig / gelb	verknüpf
28	nase - geruchsinn, scharf 66	3-144-27
29	mund - geschwüre - aphthen 90	3-197-34
30	mund - modalitäten - nägelkauen ....#hpt	biblio
31	zähne - zahnung, erschwert 16	3-221-21
32	zähne - form, gezähnelte schneiden 5	3-219- 8
33	äußerer hals - schwellung - drüsen 70	3-308- 1
34	magen - verlangen nach - brot 30	3-483- 1
35	magen - verlangen nach - süßigkeiten 37	3-485-28
36	rectum - würmer, beschwerden, durch 32	3-622- 7
37	rectum - flatus - übelriechend 92	3-615-17

* *Hinweis für Therapeuten:*

Erweiterung der allgemeinen Impfrubrik um die Encephalitis-Rubriken, da im Falle von Impfungen, wie Coulter in seinem Buch "Impfungen - der Großangriff auf Gehirn und Seele" nicht besser hätte aufzeigen können, kausal ein postencephalitisches Syndrom vorliegt, und diese Mittel sich seit über 150 Jahren bewährt haben, somit hochgradig verifiziert sind.

(vergleiche hierzu den Fachbeitrag in der Zeitschrift Naturheilpraxis "Impfung aktiviert tuberkulinisches Miasma", Grätz, J.-F., Heft 9/94, Pflaum Verlag, München)

Methode: Wertigkeit

```
                        Symptom:        1 . . . . . . . . . 2 . . . . .
Nr. Mittel   Neg  Wert  1 2 3 4 5 6 7 8 9 0 1 2 3 4 5 6 7 8 9 0 1 2 3 4 5
* 1  sulf     5    75   2 2 2 . 1 1 3 3 3 2 3 2 3 1 3 3 2 3 2 3 3 3 1 . 1
  2  lyc     10    63   2 3 3 . 2 2 . 2 3 2 3 2 . 2 3 2 . 2 3 1 2 . 2 . 2
  3  sil     11    61   2 3 . . 2 3 . . 3 3 3 3 . 3 1 . 2 3 1 1 . . . . 3
  4  calc     9    58   2 . 1 . . 3 . 2 3 3 1 3 . 1 1 3 1 2 2 2 1 . 2 . 3
  5  puls    12    52   1 2 2 . . 3 1 3 2 2 3 2 . 2 2 2 . 2 2 2 2 3 1 . .
  6  nat-m   12    49   2 2 1 . . 1 1 1 3 3 3 . . 1 2 2 . 2 3 . . . 2 . 2
  7  merc    12    49   2 2 1 . 2 3 1 1 2 . 3 3 . 1 2 . 2 . 3 1 1 . 2 . .
  8  sep     14    48   . 3 1 . . 2 1 2 1 2 3 2 . 2 3 3 . 1 3 3 2 . . . 3
  9  ars     11    48   . 1 1 1 1 . 2 3 3 3 2 . 2 1 2 2 1 3 1 . 2 . 1 . .
 10  bell    15    46   3 1 3 1 3 2 1 . . . 1 2 . 3 3 . . 2 2 2 . 3 . 3 2
 11  nux-v   17    45   1 3 . . . 1 . 3 3 2 3 . . 3 3 2 . 3 3 1 . . 2 . 2
 12  phos    13    44   2 3 1 . 1 3 . 3 3 2 3 2 . 1 2 2 1 . 2 1 1 . . . 1
 13  cham    17    42   1 1 . . . 3 . 3 2 . 1 . . 3 3 2 2 . 3 2 2 2 . . .
 14  carb-v  17    39   . 3 . . . 2 . 1 2 2 2 . . 1 2 2 . 2 2 2 2 . . . .
 15  graph   21    36   . 3 2 . . 2 3 . 3 . 3 . . 2 1 . 2 . 2 . 2 . . . .
 16  chin    19    36   . 1 2 . . 3 . 2 3 1 1 . . 1 3 3 . 2 1 . . . . . 2
 17  zinc    17    35   3 1 3 . 1 1 . 2 . . 3 . . 1 2 2 1 1 . 2 3 . 2 . .
*18  tub     20    33   2 . 1 3 3 1 . . 3 . 3 . 1 . . 1 . . 3 . 2 . 1 2 .
 19  lach    21    33   2 3 . . . . . . 2 . 3 . . 3 3 1 1 3 . . 1 . . . .
 20  kali-c  20    33   . 2 2 . . 2 . . 2 1 1 . . . 3 2 . . 3 1 1 . . . .
```

Methode: Wertigkeit

```
                        2 . . 3 . . . . . . . . . 4 . . . . .
Nr. Mittel   Neg  Wert  6 7 8 9 0 1 2 3 4 5 6 7 8 9 0 1 2 3 4 5
* 1  sulf     5    75   3 1 2 3 2 . . 3 . 3 3 3
  2  lyc     10    63   3 3 3 2 2 . . 3 . 3 . 1
  3  sil     11    61   3 3 1 1 2 3 . 3 1 . 2 3
  4  calc     9    58   3 3 2 2 1 3 . 3 . 2 1 2
  5  puls    12    52   3 3 1 . . . . 2 1 . . 3
  6  nat-m   12    49   2 2 . 2 2 . . 2 2 1 2 3
  7  merc    12    49   3 3 . 3 . . . 3 2 1 1 1
  8  sep     14    48   . 2 3 . . 1 . 2 . 2 . 1
  9  ars     11    48   . 2 2 3 1 . . . 2 1 2 3
 10  bell    15    46   2 1 3 . . . . 3 1 . . .
 11  nux-v   17    45   . . 3 3 . . . . . 1 1 2
 12  phos    13    44   . 1 3 1 1 . . 2 . . . 2
 13  cham    17    42   3 1 2 1 . 3 . 2 . . . .
 14  carb-v  17    39   2 2 . 2 . . . 2 . 2 1 3
 15  graph   21    36   . 2 3 . . . . 3 . . 1 2
 16  chin    19    36   . 2 3 1 . . . . . 3 . 2
 17  zinc    17    35   1 2 1 . . . . 1 . . . 2
*18  tub     20    33   . 2 . . . . 1 2 . 2 . .
 19  lach    21    33   . 2 1 2 . . 1 2 . . . 3
 20  kali-c  20    33   2 3 1 2 . . . 3 . 2 . .
```

Erläuterung: Wertigkeit der Arzneimittel: 1 bis 3
               Wert: Gesamtwertigkeit
               Neg: negative Trefferanzahl

LM30); verschwanden nach 3 Tagen von alleine ohne Akutbe-
handlung (Rückspulungsprozeß des Heilungsverlaufs nach der
Hering'schen Regel. vergl. 2.10). Deutlich bessere Konzentrati-
on. Schreibt „Einser" in der Schule (früher in jedem[!] Wort
Fehler gemacht). Keine Dauermüdigkeit mehr. Der Psychologe
meint: „Markus ist nicht so schwer dran." Kopfrollen vor dem
Einschlafen geblieben. Verträgt Eier und Haselnüsse – Diät
wurde gelockert. Nun ausgeprägtes Verlangen nach Fleisch,
Rinderwurst und Rinderschinken.

2. Arzneimittelwahl: Tuberculinum Koch alt LM18, alle 3
Tage abends, 5 Tropfen (Wasserglas).
Verlauf: Diät kann weiter gelockert werden. Ißt ganz normal
mit. Rollt nicht mehr mit dem Kopf. Sein Verhalten ist weiter-
hin einwandfrei und stabil. Schule macht Spaß. Nach etwa drei
Monaten erneuter Legasthenietest beim Psychologen mit dem
Ergebnis: „Markus ist kein Legastheniker."

3.2 Akute Impffolge – Pfeiffersches Drüsenfieber

Hierbei handelt es sich um ein kleines Mädchen, das seit der
Geburt unter schweren Schlafstörungen litt, welche aber durch
eine chronische homöopathische Behandlung vollständig verschwanden. Bis zum Zeitpunkt der Impfung war das Mädchen
gesundheitlich sehr stabil und brauchte seit längerem keine
chronischen Arzneimittel mehr. Erst danach gab es wieder mas-
sive dauerhafte Beschwerden, die vom Akuten ins Chronische
abzudriften schienen.

90

Marie, 2 Jahre alt

Marie ist sehr ausgeglichen und macht ihren Eltern in jeder Hinsicht viel Freude. Gesundheitlich ist sie – seit der homöopathichen Grundbehandlung – mit Abstand die stabilste der Familie.

Eines Tages, als sie eine Flasche Wasser holen will, stolpert sie und stürzt die unteren Stufen der Kellertreppe hinunter. Resultat: Tiefe Schnittverletzung am Handgelenk. Diese wird rasch in der nahen Klinik genäht (Glück im Unglück: keine Sehnenverletzung), und die Mutter läßt sich überreden, der Kleinen eine Tetanusspritze zu geben. „Das werde hier immer so gemacht."

Am nächsten Tag leidet Marie an einem Brechdurchfall, der jedoch noch nicht in Zusammenhang mit der Impfung gebracht wird, denn zu dieser Zeit „geht ein Virus um", und viele haben ein derartiges Leiden. Arsenicum album bringt die erwartete Hilfe.

Knapp zwei Wochen später hat Marie plötzlich sehr hohes Fieber (keine homöopathische Behandlung wegen Wochenende). Ein Arzt diagnostiziert ein paar Tage später – nach Abklingen der Akutsymptomatik – Pfeiffersches Drüsenfieber. Die Aufregung war nun verständlicherweise groß.

Der gesamte Krankheitsverlauf liest sich folgendermaßen: Anfänglich klagte die Kleine über heftige Bauchschmerzen mit Krämpfen. Sie habe die ganze Nacht „durchgebrüllt" und sich überhaupt nicht beruhigen können. Später war ihr Rachen total vereitert, sie habe gespuckt und war sehr schlecht beieinander. Dazu gesellte sich ein lockerer Reizhusten, und über der Lunge

SAMUEL-Serie

Nr.	Symptome		Seite
1	modalitäten - impfung, nach	9	1-503- 4
2	modalitäten - nachts	176	1-489-19
3	fieber/t - zymotisches fieber (bei eiterungen)	33	2- 43-13
4	innerer hals - belag - exsudat, diphtherie usw.	56	3-269- 7
5	äußerer hals - drüsen, verhärtung	37	3-303- 3
6	husten/e - trocken	253	3-397- 8
7	husten/e - lose - locker	99	3-394-17
8	abdomen - milz - vergrößerung	43	3-537- 7
9	abdomen - leber - vergrößerung	54	3-536- 8
10	bauchschm./e - krampfender, kneifender schmerz	230	3-578-28

Methode: Wertigkeit

Nr.	Mittel	Neg	Wert	Symptom: 1 2 3 4 5	6 7 8 9	1 0	. 1	. 2	. 3	. 4	. 5
* 1	sulf	0	*25*	3 3 3 2 3	3 1 2 2	3					
2	ars	1	*23*	2 3 3 3 .	3 3 2 2	2					
3	lyc	2	*19*	. 2 3 3 2	2 1 . 3	3					
4	phos	2	*18*	. 3 2 3 .	3 2 2 2	1					
5	jod	2	*18*	. 3 . 2 3	3 1 3 2	1					
6	con	2	*18*	. 3 . 2 3	2 2 2 2	2					
7	calc	3	*18*	. 3 . . 3	3 2 2 2	3					
8	sil	3	*17*	3 3 . . 3	2 2 . 1	3					
9	lach	3	*17*	. 3 3 3 .	3 . 2 1	2					
10	nit-ac	2	*16*	. 3 . 2 2	1 2 2 2						

Erläuterung: *Wertigkeit der Arzneimittel: 1 bis 3*
           Wert: *Gesamtwertigkeit*
           Neg: *negative Trefferanzahl*

seien leichte Geräusche zu hören gewesen. Außerdem eine einseitige Halsdrüsenschwellung – rechts, ein harter Knoten. Vergrößerte Leber und Milz.

Die Mutter meinte von sich aus, Marie sei seit der Impfung nicht mehr richtig gesund. Vorher sei sie „topfit" gewesen, auch wenn die Eltern des öfteren gesundheitliche Probleme gehabt hätten. Der impfende Arzt bestritt jeglichen kausalen Zusammenhang: „Davon könne so etwas nicht kommen."

Arzneimittelwahl: Sulfur LM18, 3 Tropfen auf ein Glas Wasser, kräftig umrühren, davon nur 1 Schluck, täglich morgens.
Verlauf: Schon nach einer halben Woche war die Kleine vollständig wiederhergestellt. – Die Tropfen wurden noch zwei weitere Wochen lang gegeben, denn diese Störung ist als eine sehr tiefgreifende Störung – eine Impffolge – anzusehen.

3.3 Neurodermitis

Auch bei diesem Beipiel wird einmal mehr deutlich, daß eine Impfung (hier: HIB-Impfung), welche auf einen miasmatisch ausgeprägten Hintergrund trifft, ein latent vorhandenes Miasma (hier: Sykosis) aus seinem Dornröschenschlaf wachrütteln und aktivieren kann, um destruktiv zu werden.

Julius, 3 ½ Jahre alt

Julius leidet seit seinem 4. Lebensmonat an sog. Neurodermitis, welche mittlerweile sehr schwer und therapieresistent geworden ist, ja sogar das Gesicht miterfaßt hat.
Das Ganze begann 3 Tage nach der HIB-Impfung. „Er bekam lauter rote Flecken und Pünktchen." Die behandelnde Kinderärztin diagnostizierte sofort Neurodermitis. Der HIB-Impfung vorangegangen (etwa eine Woche vorher) waren die Kombinationsimpfungen Diphtherie und Tetanus zusammen mit Polio. Die Hauterkrankung hat sich im Laufe der Jahre extrem ausgebreitet: Zum Zeitpunkt der Anamnese waren die Kniebeu-

gen, Armbeugen, Wangen, Stirn, Nacken, Ohren (total verkrustet), Hände, Arme, Schultern und Oberschenkel hauptsächlich betroffen, mit schweren nächtlichen Juckattacken.

Das Leben des Kleinen begann allerdings schon mit diversen anderen Schwierigkeiten, welche für den klassisch arbeitenden Homöopathen einen Sinn ergeben.

Jede Krankheit und alle chronischen Zustände haben ihre eigene Logik! Ganz besonders unter dem Aspekt der ererbten chronischen Miasmen.

Zunächst hatte Julius während der ersten beiden Lebensmonate eine recht ausgeprägte Neugeborenengelbsucht, welche allerdings nicht behandlungsbedürftig war. Dazu war er von Anfang an sehr klein und leicht; das fiel sogar jetzt noch auf, nicht zuletzt wegen der Größe seiner Eltern. Bis etwa zum Alter von 4 Monaten hatte der Bub mit extrem schmerzenden Blähungskoliken zu kämpfen. Besonders in der Zeit zwischen 18.00 und 24.00 Uhr hat er sehr viel geschrien, war kaum zu beruhigen. Mit einem halben Jahr bekam Julius eine eitrige Augenentzündung (grün-gelbliches Sekret) samt Halsinfektion. „Zwischenzeitlich hatte er auch mal einen wunden Po, teilweise mit offenen Stellen, dies jedoch recht selten. Meist half Penatencreme." Von Geburt an 2 Storchenbisse (Nasenwurzel und Nacken). Im Alter zwischen 2 und 3 Jahren Dreitagefieber mit Ausschlag. In dieser Zeit auch für etwa ein halbes Jahr kreisrunder Haarausfall.

In der kalten Jahreszeit „schniefelte Julius schon immer vor sich hin". Er neigt generell zu breiigen Stühlen und Durchfall; bislang zweimal Brechdurchfall. „Ein Virus ging um", wie mir die Mutter versicherte, was sich aus Sicht der Klassischen

Homöopathie natürlich anders darstellt, denn – wenn der Mensch keine miasmatische Affinität zu dem Geschehen hätte – würde er auch nicht beeinträchtigt werden und „stünde fest wie ein Fels in der Brandung". – Er schläft sehr schlecht, besonders seit der einzuhaltenden Diät. Im Alter von 1 bis 2 Jahren öfter Kopfrollen vor dem Einschlafen. Früher hat er eine Zeitlang in der „Kniebrustlage" geschlafen.

Der Junge ist extrem schüchtern. Bei Ansprache in der Praxis verkriecht er sich in Papas Arm; er sitzt ausschließlich auf seinem Schoß und kann sich kaum lösen. Daheim sei er allerdings das genaue Gegenteil. Dort ist er „wild", leicht erregbar, neigt durchaus zu Zorn- und Wutausbrüchen. Außerdem ist er ein regelrechter „Zappelphilipp". Julius hat verzögert sprechen gelernt und spricht teilweise noch falsch (z.B. Snee statt Schnee). Er mag gerne Süßes und Salziges. „Saures bis zum Geht-nicht-mehr; leckt beispielsweise mit Begeisterung an Zitronen, ißt auch phasenweise sehr viel Orangen." Er „verschlingt Eier", ißt „Butter pur"; im Sommer auch gerne unreifes, hartes Obst. In der warmen Jahreszeit muß er draußen des öfteren niesen, was auf eine leichte Form von Heuschnupfen hindeuten könnte. Ein Allergietest fiel jedenfalls positiv aus hinsichtlich Gräserpollen und Katzenhaaren. Bei windigem Wetter ist Julius eher weinerlich; besonders arg ist dies, wenn der Wind ihm ins Gesicht bläst. Schließlich hat der Junge recht oft kalte Hände und Füße. Nachts ist ihm jedoch warm, er deckt sich auf. Ängste gibt es keine, außer der vor Hunden; da verstecke er sich schon, wenn er welche aus der Ferne sehe.

Schwangerschaft und Geburt: Während der ersten 4 Schwangerschaftsmonate litt die Mutter unter ständigem Erbrechen. Später dreimal Brechdurchfall. Eine schwere Grippe mit Nebenhöhlenproblemen während des 8. SSMs. Vaginalausfluß

„wie sonst auch", einmal für 3 Wochen sehr stark juckend. Erbrechen sogar kurz vor der Geburt im Kreißsaal. Lange Zeit Einnahme von Eisenpräparaten. Später Magnesium wegen nächtlicher Wadenkrämpfe. – Die Geburt selbst verlief recht zügig, ohne Komplikationen.

Mutter und Blutsverwandtschaft: Immer unregelmäßiger Zyklus. Ein Abort. Heuschnupfen seit über 10 Jahren. Dauernde Stirn- und Nebenhöhlengeschichten. Migräne, besonders während der Menstruationszeit. Extrem schmerzhafte Menses mit Schüttelfrost, Erbrechen, Krämpfen („immer wie krank"). Häufig Ausfluß gehabt. – Ansonsten gab es in der Blutsverwandtschaft Frühgeburten, Allergien, Schlafstörungen, Totaloperationen, Fisteln, gehäuft Zähneknirschen im Schlaf, Tuberkulose, Hüftgelenksarthrose, Migräne, Erkrankungen des rheumatischen Formenkreises, Depressionen, Gicht, Aborte und Kinderlosigkeit.

Bisherige Medikamente: Bislang hat der Bub einmal ein Antibiotikum erhalten. Darüber hinaus diverse „homöopathische" Arzneimittel (ca. 15) in Tiefpotenz und – samt Cremes, Zäpfchen, Nasentropfen, Hustenmitteln, D-Fluoretten, Durchfallmitteln und Blähungstropfen – über weitere 40 verschiedene allopathische Medikamente.

Beurteilung und Diskussion: Anhand der Zeichen und Symptome der Blutsverwandschaft, insbesondere der Mutter, und des Schwangerschaftsverlaufs zeigt sich eine *deutliche Ausprägung des sykotischen Miasmas* (mit einer latenten Tuberkulinie im Hintergrund). Dieses bestätigt auch der kleine Bub gegen Anfang seines Lebens mit *Blähungskoliken, Windeldermatitis, körperlicher Entwicklungsverzögerung, eitrigen Augenentzündungen als Baby, Säuglingsschnupfen – Symptome, welche*

96

heutzutage schon vielfach als „normal" angesehen werden, da derlei Symptomatik fast überall anzutreffen ist. In Wahrheit handelt es sich jedoch um die ersten deutlichen Anzeichen einer ererbten schweren chronischen Grundstörung. Die Impfungen wurden genau in diese hereditäre Anlage gegeben und haben eine verheerende Wirkung gezeigt, denn die bereits aktive Sykosis wurde fortan verschärft (schwere generalisierte Neurodermitis, Neigung zu dünnen Stühlen, Durchfällen sowie Brechdurchfällen, Schlafprobleme, Zappelphilipp-Syndrom, etc.pp.).

Arzneimittelwahl: Medorrhinum LM18, 2 Tropfen auf ein Glas Wasser, kräftig umrühren, davon nur 1 Schluck, alle 3 Tage abends – ein ausgeprägt antisykotisches Arzneimittel mit hohem tuberkulinischem Anteil.

Verlauf: Eine Woche nach Einnahmebeginn steht Julius wieder „kurz vor einem Durchfall". Grünlich gelblicher Stuhl, wäßrig bis breiig, ohne Bauchweh. Die Schlafstörungen haben sich ein wenig verschoben mit Tendenz zur Besserung. Aufgrund eines bevorstehnden Kurzurlaubes der Eltern lasse ich Podophyllum C6 besorgen, aber nur für den Notfall.

Eine Woche später ein Anruf wegen „bakterieller Augenentzündung". Der Durchfall war ohne Akutmittel innerhalb eines Tages verschwunden, „das sei noch nie dagewesen". Nun waren die Augenlider morgens „total verklebt" („wie früher auch schon einmal"). Dazu ein Schnupfen mit gelb-grünlichem, mildem Sekret. Einige Globuli Pulsatilla C6 milderten diese Akutbeschwerden, die wiederum (wie zuvor) durchaus im Einklang mit dem Heilungsgesetz – dem Rückspulungsprozeß gemäß der Hering'schen Regel (vgl. 2.10) – stehen. – Zwei weitere Wochen später gab es dann die ersten positiven Veränderungen auf der Haut. Das Gesicht „mache Fortschritte" und

SAMUEL-Serie

Nr.	Symptome	Seite
1	gemüt - ruhelosigkeit. nervosität 249	1- 81-19
2	gemüt - reizbarkeit 245	1- 77-20
3	gemüt - furcht - hunden, vor ....#jfg	biblio
4	kopf - bewegungen - rollt den kopf 41	1-176-22
5	schlaf - lage - knie-ellenbogenlage ....#sr&	biblio
6	allgemeines - zwergwuchs 14	1-458- 5
7	allgemeines - sykotische konstitution 52	1-451-13
8	modalitäten - impfung, nach ....#jfg	biblio
9	modalitäten - wetter - sturm, gewitter - während st.. g. +	
	schlechter ....,...........................31	1-528-13
10	fieber/o - innerliche hitze 57	2- 46- 2
11	haut - farbe - gelb, gelbsucht usw. 107	2-153- 5
12	haut - empfindungen - jucken - nachts 44	2-146-15
13	brust - lungen - tuberkulose 67	2-232- 7
14	extremit. - kälte - hände 185	2-469-18
15	extremit. - kälte - fuß 195	2-474-11
16	schnupfen - schnupfen 197	3-176-33
17	schnupfen - schniefen der kinder 18	3-176-31
18	schnupfen - schnupfen - heuschnupfen (jedes jahr).........35	3-180-13
19	magen - verlangen nach - süßigkeiten 37	3-485-28
20	magen - verlangen nach - salzigen sachen 30	3-485-14
21	magen - verlangen nach - saurem 77	3-485-17
22	magen - verlangen nach - apfelsinen 5	3-482-23
23	magen - verlangen nach - eiern 4	3-483-10
24	magen - verlangen nach - butter / fett	verknüpf
25	magen - verlangen nach - obst - grünem 2	3-484-30
26	bauchschm./m - diarrhoe - während d. (kolik) 81	3-543- 7
27	rectum - diarrhoe - cholera - chl. infantum 45	3-606- 3
28	stuhl - konsistenz - breiig / dünn, flüssig	verknüpf

Julius vertrage schon wieder mehr Speisen; die Diät wurde gelockert. Allerdings gibt es noch immer nächtliches Wundkratzen, besonders am Tag nach der Einnahme der Tropfen. Deshalb dünnten wir nun die Arzneigabe aus, um weitere „Überreaktionen" möglichst abzuschwächen: Nur 1 Schluck aus dem 2. Wasserglas (2. WG: Verrühren eines Teelöffelvolls aus dem 1. WG in ein zweites Glas Wasser). Es folgte eine längere Pause ohne weitere Konsultationen.

Später flammten noch einmal Halsentzündungen auf; darüber

```
Neurodermitis: Repertorisation


Methode: Wertigkeit

                   Symptom:        1 . . . . . . . . . 2 . . . . . . . .
Nr. AM    Neg Wert   1 2 3 4 5 6 7 8 9 0 1 2 3 4 5 6 7 8 9 0 1 2 3 4 5 6 7 8
   1 sulf    8  49   3 3 . 1 . 3 2 3 . 3 2 3 3 3 3 3 . . 3 1 2 . . 2 . 2 1 3
*  2 med     2  45   2 2 2 2 3 2 3 1 2 2 1 . 2 2 2 1 1 1 2 2 2 1 . 1 2 1 2 1
   3 lyc    12  40   3 3 . 2 2 1 2 . . 2 3 . 3 3 3 2 3 . 3 . . . . . . 2 . 3
   4 sil    11  39   3 3 . 2 . 2 2 3 2 2 2 3 1 3 3 . 2 . . . . . . . . . 2 2
   5 calc   10  39   3 3 1 . . 2 2 . . 2 2 . 3 2 3 2 . . 2 2 2 . 2 . . 1 2 3
   6 phos   12  37   1 3 . 1 2 . . . 2 3 3 . 3 2 3 3 . . . . 3 2 . . . 1 2 3
   7 ars    10  37   3 2 . 1 . . . 2 . 3 2 . 2 3 3 3 1 2 1 . 2 . . 1 . 2 2 2
   8 sep    12  35   3 3 . . 1 . 3 . 2 2 3 . 2 3 3 2 1 . 2 . 2 . . . . . 1 . 2
   9 carb-v 11  34   2 3 . . . . 1 . 1 2 2 . 2 3 2 3 . 2 2 3 2 . . . . 1 1 2
  10 puls   12  33   3 3 1 . . . 1 . . 2 2 1 3 3 3 3 1 2 . . 2 . . . . 1 . 2
  11 merc   11  33   3 2 . 2 . 1 1 . 3 3 1 2 3 3 3 1 . 1 . . . 1 . 1 . 1 . 2
  12 bell   15  32   3 3 3 3 . . . . . 3 2 . . 2 3 3 . . . . 1 . . . . 2 2 2
  13 nux-v  14  29   2 3 . . . . . 3 3 1 . 2 2 3 3 1 1 . . . 2 . 1 . 2
  14 nit-ac 15  29   2 3 . . . . 3 . 1 2 3 . 2 2 3 2 . . . 2 . . . 3 . 1 . .
  15 nat-m  14  29   2 3 . . . . . . 1 . 2 . 2 3 3 2 1 3 1 3 2 . . . . . 1 .
  16 lach   14  29   2 2 . . . . . 2 . 2 1 3 2 2 3 3 2 . 1 . 2 . . . . . . 2
  17 caust  14  28   2 3 2 1 . . 2 . 1 2 2 2 . 2 3 2 . . . 2 . . . . . . . 2
  18 thuj   13  27   2 3 . . . . 3 3 1 . 1 1 . 2 3 1 . . 1 1 . . . . 1 1 3
  19 chin   16  27   2 2 3 . . . . . . 1 3 . . 3 3 2 . . 3 . 1 . . . . 2 . 2
  20 carb-s 15  27   2 3 . . . 2 1 . . . 1 3 2 2 3 3 . . . . 1 . . . . 1 . 3
.. ...
  55 tub    19  17   . 2 2 3 2 . . 1 . . . . 3 . . . . . 2 1 . . . . 1 . . . .


Erläuterung:   Wertigkeit der Arzneimittel:  1 bis 3
               Wert:                         Gesamtwertigkeit
               Neg:                          negative Trefferanzahl
```

hinaus gab es auch für etwa zwei Wochen entzündliche Reaktionen an der Penisspitze mit „ein bißchen weißlicher Flüssigkeit" – ein untrügliches Zeichen für die aktive Sykosis und dafür, daß das gewählte Arzneimittel paßt. Mit Aufhören dieser Absonderung war die Vorhaut erstmals gelöst und ließ sich fortan ohne Schwierigkeiten und Schmerzen zurückschieben!

Ansonsten machte der Bub eine schöne Entwicklung durch. Er nahm zu und wurde kräftiger. „Er ißt uns regelrecht arm." Auch der Schlaf normalisierte sich. Zwischendurch zeigte sich auch der kreisrunde Haarausfall für kurze Zeit wieder, pfennigstück-groß. Parallel dazu machte Julius' Haut hervorragende Fort-schritte. Nach ein paar Monaten erhöhten wir schließlich die Potenzierung auf LM30, bei nur wöchentlicher Einnahme von 1 Tropfen über einen Zeitraum von 10 Wochen. Seitdem hat der Junge keinerlei Beschwerden mehr und entwickelt sich präch-tig.

3.4 BNS-Krämpfe und Hypsarrhythmie (West-Syndrom)

Dieses letzte Beispiel – ein schwer pathologischer Impfscha-den, i.d.R. der *Beginn einer lebenslangen Behinderung* – steht stellvertretend für viele andere evidente Impffolgeschäden und soll betroffenen Eltern Mut machen, nicht aufzugeben und zu resignieren. Andererseits sei aber auch an dieser Stelle daran erinnert, daß die Klassische Homöopathie Individualtherapie ist und wir nicht unbedingt von vorneherein Prognosen stellen können im Sinne der Heilung ad integrum (echter Ausheilung). Dennoch lassen sich meist sogar schwer pathologische Gege-benheiten drastisch lindern, so daß allen Betroffenen allein schon dadurch erheblich geholfen sein dürfte.

Pschyrembel – Klinisches Wörterbuch (255. Auflage, 1986):
West-Syndrom
Durch den englischen Arzt W.J. West erstmals beschriebene Encephalopathie beim Kleinkind, gekennzeichnet durch die Trias: 1. generalisierte kleine Anfälle (Petit mal) fokaler und multifokaler Genese (BNS-Anfälle); 2. Hypsarrhythmie (diffuse gemischte Krampfpotentiale) im EEG (diagnostisch wegwei-send); 3. psychomotorische Entwicklungsstörungen; ... Die Prognose ist insgesamt ungünstig und im wesentlichen durch

100

die Art der zugrundeliegenden Encephalopathie bestimmt (lt. Roche Lexikon Medizin: später evtl. große epileptische Anfälle).

Roche Lexikon Medizin (2. Auflage, 1987): BNS-Krämpfe Blitz-Nick-Salaam-Krämpfe; eine oft mit fortschreitendem geistigen Verfall kombinierte Epilepsie-Manifestation beim Kleinkind, und zwar als blitzartiges Zusammenfahren des Körpers mit Nachvorneschleudern der Arme und Beine (Blitzkrampf), als Vorbeugen des Rumpfes (Propulsiv-Petit-Mal), als Kopfneigung und Zusammenführen der Arme vor dem Brustkorb (Salaam-Krampf) oder als nickende Kopfbewegung (Nick-Krampf).

Roche Lexikon Medizin (2. Auflage, 1987): Hypsarrhythmie EEG-Kurve mit generalisierten irregulären hochgespannten Aktivitäten mit multifokal eingestreuten polymorphen Krampfpotentialen; z.B. bei BNS-Krämpfen.

Nick, 9 Monate alt

Der kleine Nick leidet seit knapp 5 Monaten an epileptischen Krampfanfällen, welche selbst durch schwere Antiepileptika kaum zu beeinflussen sind. Bei der Konsultation in der Praxis zeigte er sich in einem ausgesprochen desolaten Zustand.

Bis zu seinem 4. Lebensmonat war Nick „ein kleiner Sonnenschein", sehr aufgeweckt und fröhlich. Er hat von Anfang an recht schnell lautiert. Auch die Kopfkontrolle – der erste wichtige Schritt für die posturale Reife (Entwicklung der Körperaufrichtung) – erfolgte sehr früh. In den ersten 4 Wochen ist Nick sogar 10 cm gewachsen.

101

Dann kam – bei einer sog. U-Untersuchung – die schon fast obligatorische Impfung gegen Diphtherie, Tetanus und Polio, welche ihn anfangs überhaupt nicht zu beeinträchtigen schien. Ein paar Tage nach diesem Eingriff wurde der Bub allerdings auffallend unruhiger und habe immer weniger geschlafen. Ab dem 15. Tag nach der Impfung begannen schließlich die Krämpfe. Der allererste Anfall kündigte sich durch ein nicht zu beruhigendes nächtliches schrilles Schreien an, ein untrügliches Zeichen hinsichtlich einer Encephalopathie (vgl. 1.7). Nick krampfte fortan sehr oft; anfangs regelmäßig, zu ganz bestimmten Zeiten; meist nach dem Erwachen. Auch die Kopfkontrolle ist seit der Impfung völlig aufgehoben.

Die Krämpfanfälle zeigten sich mit verschiedenen Gesichtern. Einmal ein leichtes Schulterzucken (einseitig oder gelegentlich auch beidseitig), manchmal begleitet von Augenrollen, Augenzittern, ein anderes Mal von Kopfkontrollverlust oder Heben entweder des linken oder des rechten Armes. Oft fällt der Kopf regelrecht nach vorne (Nickanfälle), die Arme zucken oder werden steif. Oder es gibt nur Pupillenreaktionen oder starre Blicke. Das Auftreten der Anfälle erfogt in kurzen Serien. Nach einem Krampfanfall oder gegen dessen Ende lache oder stöhne Nick zeitweise.

Die Diagnose der Ärzte einer bekannten Kinderklinik lautete: West-Syndrom. Im Klartext: BNS-Krämpfe, psychomotorische Entwicklungsstörungen und Hypsarrhythmie, d.h. das EEG war auffällig, sogar stark pathologisch, „wie bei schwer behinderten Kindern“. Bei der neurologischen Untersuchung zeigte sich eine Entwicklungsverzögerung. – Nick wurde mit einem Antiepileptikum und Barbituraten „eingestellt“, ansonsten könne man für ihn nichts tun.
Die homöopathische Großanamnese brachte noch weitere wich-

tige Zusammenhänge hervor, die belegen, daß der ganze Werde-
gang eine gewisse Logik in sich birgt, denn: „Ein Gesunder wird
nicht krank." (vergl. 1.10). Soll heißen, *daß auch hier eine ausgeprägte miasmatische Belastung seitens des Kindes, der Eltern und weiteren Blutsverwandtschaft vorliegt bzw. vorliegen
muß.*

Die aktive Sykosis zeigte sich schon von den ersten Lebenstagen an: monatelange, recht ausgeprägte Blähungskoliken (sog.
Nabelkoliken), Schwierigkeiten beim Schlafen („es war immer
schwierig, ihn ins Bett zu bekommen", „ab dem 2. Lebensmonat hat er auffallend wenig geschlafen"), verklebte Augen
(„Nick kam mit verklebten Augen zur Welt"), Säuglingsschnupfen.

Nick war schon immer sehr schreckhaft: bei Geräuschen hinter
ihm, aber auch schon beim Laufenlassen von Wasser. Ferner
schreckt er des öfteren aus dem Schlaf auf. Außerdem ist Nick
sehr feinfühlig. „Er ist unser Stimmungsbarometer.", so die
Mutter. Beispielsweise hat er bei der Durchsprache der Therapie im Klinikum laut geweint. Die Mutter habe dann gewußt,
daß er ACTH (ein Hormon der Hypophyse, der Hirnanhangs-
drüse) nicht bekommen sollte. Derlei „Vorahnungen" könne
man bei ihm häufiger beobachten.

Auffallend bei Nick waren auch die beständige Unruhe in seinen Armen und Beinen, was „anders war als normales Stram-
peln". Dazu neigte der Bub zu feucht-kalten Füßen, „ein wenig
Käsefüßchen". Die Fußnägel sind leicht nach oben gewölbt, die
Hände öfter „gefäustet", die Daumen eingeschlagen.

Bei Vollmond reagierte Nick mit extremer Unruhe, besonders
abends und nachts. Darüber hinaus hat er – genau wie seine

Mutter – Angst vor Dunkelheit. Dies könne die Mutter genau sagen, da er nach nächtlichem Erwachen nur bei Licht wieder sofort einschlafe. Seine Lieblingsschlaflage ist die Bauchlage.

Es gab erst einmal eine schwere Erkältung, allerdings mit kaum nennenswertem Fieber (maximal 37,5 °C). Zweimal bislang Schnupfen, wobei der eine bei einem Nordseeaufenthalt auffallend schnell verging. Nicks Gesicht ist blaß bis weißlich, „zeitweise leichenblaß". Über der Nasenwurzel hat der Junge einen sog. Storchenbiß.

Schwangerschaft: Die Schwangerschaft war gekennzeichnet von 4 Monaten extremer Übelkeit. Im 3. Schwangerschaftsmonat gab es Zwischenblutungen, die mit Bettruhe und Magnesium beherrscht wurden. Desweiteren bestanden Ängste, das Kind zu verlieren. Die seit der Kindheit bestehende Angst vor Dunkelheit schien sich bis ins Unermeßliche zu steigern. Der behandelnde Arzt konstatierte „schlechte Hormonwerte" und bestand auf einer Gelbkörperhormon-Substitution. Die letzten 4 Wochen gab es geschwollene Beine, vor allem Unterschenkel und Knöchel („wie sonst nur während der Periode"). Eine Fehlgeburt war der Geburt von Nick vorangegangen.

Familie: Nennenswerte Zusammenhänge der Mutter sind frühkindliches Rheuma, Penicillinallergie, Regelblutungsstörungen, Depressionen, eine Fehlgeburt, Blasenentzündungen, eine Nierenbeckenentzündung, häufige Scheidenpilzinfektionen und während der Stillzeit zweimal Mastitis; alles untrügliche Zeichen einer deutlich ausgeprägten sykotischen Belastung. Der Vater ist ein sog. „Frühchen" (7. SSM) und nach Angaben seiner Mutter nie gekrabbelt. Er machte eine verlangsamte motorische Entwicklung durch. Bei ihm gibt es öfter Magen/Darm-Infektionen mit Übelkeit, Erbrechen, Blähungen und Durchfällen sowie morgentliche Sensibilitätsstörungen in den Unterarmen und Händen. Außerdem häufig schwere grippale Infekte, die weitgehend ohne Fieber verlaufen. – Ansonsten sind noch folgende Details aus der restlichen Familie für eine homöotherapeutische Behandlung interessant: Tuberkulose, Lungenentzündungen, Depressionen, Migräne, Nierensteine, Alkoholprobleme, Eierstockzysten, Diabetes, Brustkrebs, Rheuma, Hüftgelenksoperationen.

Arzneimittelwahl: Medorrhinum LM18, 1 Tropfen in einem Teelöffel voll Wasser, alle 3 Tage morgens.

Verlauf: Gute 7 Wochen nach Einnahmebeginn erhielt ich folgenden Zwischenbericht. Bereits nach der ersten Gabe reagierte der Bub mit roten Flecken zwischen den Augenbrauen; „genau wie bei der Oma". Nachmittags habe er dann vermehrt gekrampft und gegen Abend traten auf der linken Seite der Wange Pickelchen auf. Tage später wurde er zunehmend hypotoner. Zusätzlich zeigte sich ein hartnäckiger dicker Milchschorf auf dem Kopf.

Die zweite Gabe brachte erhöhte Unruhe. Nick wurde zappeliger. Ein Hautausschlag breitete sich im ganzen Gesicht aus: wie Neurodermitis an den Wangen und um die Augen und wie Psoriasis (Schuppenflechte) im Bereich des Kinns. Beides sollte für ganze 4 Wochen bestehen bleiben! Außerdem kam nun auch die Zahnung in Gang. Die Dauer der Krampfanfälle wurde länger; der Bub wurde sehr müde, aber abends dafür umso wacher und zappeliger. Dazu gesellte sich ein Schnupfen, wobei das Sekret erstmals richtig floß! Später nahm die Krampfneigung ab und Nick hatte zum ersten Mal in seinen Leben Anzeichen eines richtigen Fiebers (38.5 °C), ein weiteres positives Zeichen der Gesamtentwicklung.

SAMUEL-Serie

Nr.	Symptome		Seite
1	gemüt - furcht - dunkelheit, vor	...22	1- 42- 1
2	gemüt - ruhelosigkeit, nervosität	...249	1- 81-19
3	gemüt - auffahren - schreck / geräusch, durch		verknüpf
4	gemüt - auffahren - schlaf - aus dem schlaf	...82	1- 14- 2
5	gemüt - hellsehen	...18	1- 61- 5
6	gemüt - lachen - konvulsionen, vor, während oder nach	...3	1- 67-31
7	kopf - fallen des k. nach vorne / schwere		verknüpf
8	schlaf - schlaflosigkeit - schläfrigkeit mit	...83	1-383- 7
9	schlaf - lage - bauch, auf dem	#jfg	biblio
10	allgemeines - sykotische konstitution	...52	1-451-13
11	allgemeines - reaktionsmangel	...84	1-437- 5
12	allgemeines - konvulsionen - epileptisch / epileptiform		verknüpf
13	modalitäten - impfung, nach	#jfg	biblio
14	modalitäten - mond - vollmond	...21	1-512- 4
15	modalitäten - luft - seeluft - bessert	...3	1-511- 3
16	gesicht - farbe - blaß / kränklich		verknüpf
17	brust - lungen - tuberkulose	...67	2-232- 7
18	extremit. - kälte - fuß	...195	2-474-11
19	extremit. - schweiß - fuß	...93	2-525-38
20	extremit. - uhruhe - arme	...35	2-550-17
21	extremit. - unruhe - beine	...38	2-550-36
22	extremit. - haltung - faust - finger krampfhaft zur f. gebeugt	+ ...30	2-421- 5
23	extremit. - haltung - einwärts, daumen e. gezogen	...29	2-421- 2
24	extremit. - nägel - löffelnägel		verknüpf
25	augen - lider - verklebt - morgens	...76	3- 22- 1
26	bauchschm./m - diarrhoe - während d. (kolik)	...81	3-543- 7

Nach der dritten Einnahme von Medorrhinum verbesserte sich schon seine Motorik. Er stützte sich besser auf; auch die Kopf-kontrolle machte erhebliche Fortschritte. Allerdings verschlimmerten sich sowohl Schuppenflechte als auch Neurodermitis. Dazu gesellte sich eine leichte Windeldermatitis. Aber Nick lachte wieder viel mehr und war fröhlich!

Dezente Zeichen der Heilung! Laut der Hering'schen Regel (vgl. 2.10) von innen nach außen (Hautausschläge, jedoch zentrale Verbesserungen) und gemäß der Gesetzmäßigkeit der Zweiphasigkeit der Erkrankungen (vgl. 1.5) der Zustand in der

106

BNS-Krämpfe, Hypsarrhythmie: Repertorisation

Methode: Wertigkeit

Nr.	Mittel	Neg	Wert	1	2	3	4	5	6	7	8	9	10	11	12	13	14	15	16	17	18	19	20	21	22	23	24	25	26
1	sulf	8	46	.	3	2	2	.	.	3	2	.	2	3	3	3	3	.	3	3	3	3	.	2	.	1	.	3	2
2	calc	9	39	2	3	2	.	1	.	2	2	1	2	3	3	.	2	.	3	3	3	3	.	.	.	.	.	3	1
3	sep	9	38	.	3	2	2	.	.	2	3	.	3	2	2	.	2	.	3	2	3	3	1	2	.	.	.	2	1
* 4	med	4	38	2	2	2	2	1	.	1	1	1	3	3	2	1	.	1	3	2	2	1	.	1	2	.	1	3	1
5	lyc	7	38	2	3	2	1	.	.	2	1	.	2	2	2	.	2	.	3	3	3	3	1	2	1	.	.	1	2
6	bell	10	38	.	3	3	3	.	.	2	3	2	.	.	3	.	2	.	2	.	3	2	.	2	2	2	.	2	2
7	ars	6	38	.	3	1	2	.	.	2	1	1	.	2	2	2	1	.	3	2	3	2	1	3	2	1	.	2	2
8	sil	10	37	.	3	3	2	1	.	2	2	.	2	.	3	3	3	.	2	3	3	3	1	.	.	.	.	1	.
9	caust	8	37	2	2	2	3	.	2	1	2	.	2	1	3	.	1	.	2	.	3	2	3	2	.	2	.	2	.
10	phos	8	34	2	1	2	2	2	.	2	3	.	.	2	2	.	.	.	2	3	3	2	1	2	1	.	.	1	1
11	merc	9	32	.	3	2	2	1	.	2	2	.	1	2	1	.	.	.	2	2	3	3	1	.	2	1	.	2	1
12	stram	10	31	3	3	3	2	1	1	1	2	2	.	2	3	.	.	2	.	3	.	1	.	.	1	.	.	.	1
13	puls	12	30	2	3	.	2	.	.	2	3	1	1	.	2	.	.	.	2	3	3	3	.	.	.	.	.	2	1
14	nit-ac	11	30	.	2	3	2	.	.	3	1	.	3	.	2	.	.	.	2	2	3	2	.	1	.	.	2	1	1
15	kali-c	12	30	.	2	3	.	.	.	1	2	.	1	2	2	.	.	.	2	3	3	2	.	3	.	.	.	2	2
16	cupr	14	30	2	3	.	.	.	.	2	2	.	.	2	3	.	.	.	3	.	3	2	.	.	3	3	.	.	2
17	carb-v	10	30	2	2	2	1	.	.	3	1	.	1	3	1	.	.	.	3	2	2	3	.	1	.	.	.	2	1
18	nat-m	13	28	.	2	3	.	.	.	3	2	.	.	1	2	.	.	1	3	2	3	2	.	.	.	2	.	.	2
19	lach	12	27	.	2	2	.	1	.	3	2	.	2	2	2	.	.	.	2	2	3	1	.	1	2	.	.	.	.
20	graph	12	27	.	2	.	1	.	.	1	1	.	2	2	.	.	.	2	.	3	2	3	3	.	1	.	.	3	1

Erläuterung: *Wertigkeit der Arzneimittel: 1 bis 3*
                    Wert: *Gesamtwertigkeit*
                    Neg: *negative Trefferanzahl*

vagotonen Heilungsphase (vermehrte Krampftätigkeit, Hautausschläge, vermehrte Müdigkeit, Fieber).

Nach weiteren Einnahmen „dieses Zaubertropfens", wie die Mutter sagte, gab es zeitweilig Verstopfung; später nochmals Fieber, und zwar um einen weiteren Grad erhöht – eine sehr erfreuliche Entwicklung, da der Bub nun aus seiner Regulationsstarre herauszukommen schien. Darüber hinaus zweimal verklebte Augen. Einmal so intensiv, daß Nick für 3 Tage die Augen aus eigener Kraft nicht öffnen konnte. Des weiteren fing der Bauchnabel wieder an zu eitern, „wie damals als Baby", was allerdings nur ein paar Tage anhielt. – Alles in allem positive Zeichen der Heilung, eines „Rückspulungsprozesses", wie wir immer wieder beoachten können.

Nun aber – so die Mutter in ihrem Bericht – sei alles vorbei. Die Haut sei wieder rein, die Augen ohne Befund und – man höre und staune – mit dem Abheilen des so hartnäckigen Hautausschlags keinerlei weitere Krampftätigkeit mehr vorhanden! Nick sei wieder ein ganz normales Kind und entwickele sich prima. So, als ob nie etwas Außergewöhnliches gewesen wäre. Die Mutter war überglücklich.

Selbstverständlich war damit die chronische Therapie im Sinne einer homöopathischen Grundbehandlung noch lange nicht abgeschlossen, denn primäres Ziel in der Homöotherapie ist und muß immer das Eliminieren aller vorhandenen Miasmen bleiben. Für die Betrachtungen der aktuellen Impffolge ist unser Soll allerdings bereits summa cum laude erfüllt, denn die Vaccinose wurde erfolgreich gelöscht (vgl. 1.9) – die Krämpfe kamen auch nach Ausschleichen des Antiepileptikums nicht zurück. Dennoch bleibt bei dem kleinen Nick einiges zu tun. Auskunft darüber, wann diese antimiasmatische Kur beendet sein wird, kann nur er allein geben, anhand seiner aktuellen Symptome und hereditären Belastungen, der familiären Vorgeschichte. Erst dann wird der Bub aus der homöopathischen Praxis entlassen (i.d.R. nach etwa insgesamt 1 bis 2 Jahren). Sicher ist jedoch eines: Nick sollte nie wieder geimpft werden*).

---

*) Dem Autor sind beklagenswerterweise sehr tragische Entwicklungen bekannt, die seinerzeit genau so begonnen haben wie beim kleinen Nick (Impfung, Hypsarrhythmie, BNS-Krämpfe, psychomotorische Entwicklungsstörungen, ja sogar dieselbe betreuende Kinderklinik!), die jedoch mittlerweile schwerst behindert sind, sich im Alter von 20 Jahren beispielsweise nicht einmal selbst anziehen, geschweige denn auf die Toilette gehen können.

108

Epilog

Wie kaum ein anderer in unserer Gesellschaft hat der Homöopath – sofern er chronisch zu therapieren versteht – einen sehr
tiefen Einblick in unsere Gesellschaft. Dies liegt vor allem daran, daß die Homöopathie eine streng individuelle Therapie darstellt und die Anamnesen nicht nur den Status praesens betref-
fen, sondern auch das ganze bisherige Leben mit allen Höhen
und Tiefen beleuchten. So kommen auch äußerst persönliche,
interne und intime Dinge, mit denen sich der einzelne bislang
noch keinem anvertraut hat, zur Sprache, denn gerade diese Zusammenhänge können der Schlüssel zur richtigen Abfolge von
heilenden homöopathischen Arzneimitteln sein. Darüber hinaus
– und das gibt es weltweit in keiner anderen Therapieform – ist
für eine fundierte homöopathische chronische Behandlung die
familiäre Belastung des Patienten – die sog. *miasmatische Prädisposition* – von größtem Interesse – bis hin zum Groß- oder
Urgroßvater. Es wird also eine ausführliche Familienanamnese
erhoben, um die eigentliche *Idee der zu behandelnden Beschwerden und Krankheiten* erkennen zu können, denn *jedes
krankhafte Geschehen hat seine ihm eigene innere Logik. –
Und eine immer öfter vorkommende Idee in unserer heutigen
Zeit ist auf das Impfprogramm für Kinder zurückzuführen.*

Langjährige Beobachtung und Erfahrung bestätigen immer wieder, daß die Menschen *von Generation zu Generation zunehmend kränker werden.* Denken wir heutzutage nur an die vielen
Kinder mit Neurodermitis, spastischer Bronchitis, Asthma, Heuschnupfen*), Tierhaarallergien, dauernden Mittelohrentzün-

---

*) Hahnemann gehörte zu den bestorientiertesten Ärzten seiner medizinischen
Epoche. Dennoch werden in seinen Schriften Heuschnupfen oder ähnliche
Symptome nirgends erwähnt! Auch in seinen späteren Schriften steht kein
Wort über allergische Erkrankungen. Die ersten Berichte kamen aus Eng-

dungen, Legasthenie, Hyperaktivität, Aggressivität und Gewalttätigkeit oder körperlichen und geistigen Behinderungen! Später – in der Pubertät – gesellen sich dann in zunehmendem Maße Probleme mit der Reproduktionsfähigkeit dazu (Menstruationsbeschwerden, Tubenverklebungen, Eierstockentzündungen, genitale Pilzinfektionen, Eileiterschwangerschaften, Fehl- und Frühgeburten) bis hin zu absoluter Sterilität. Das alles hat es in diesem Ausmaß in der letzten – geschweige denn in der vorletzten – Generation noch nicht gegeben! *Die Menschheit steuert, wenn sie so weitermacht, der allergrößten biologischen Katastrophe zielstrebig entgegen, nämlich der Gefahr, sich selbst der Fortpflanzungsfähigkeit zu berauben!* Was dies bedeutet, brauchen wir nicht näher zu erläutern.

Und wiederum muß ein Großteil dieser Schäden den derzeit so viel gepriesenen Impfungen angelastet werden!

Seien wir uns dessen bewußt: *Es geht längst nicht mehr um den einzelnen Menschen!* Es geht um uns alle hier auf dieser Welt; ja, es wird schon bald um die gesamte Menschheit gehen. Wir alle steuern auf eine globale Katastrophe zu, wenn wir nicht mit unserem kostbarsten Gut Gesundheit eigenverantwortlich umzugehen lernen. Zwar handelt es sich hierbei um einen schleichend fortschreitenden Prozeß, doch – steter Tropfen höhlt den Stein. *Jede weitere Generation wird noch belasteter sein als ihre vorhergehende (Heredität der Miasmen und wiederholt zusätzlich aufgepfropfte Vaccinosen durch Impfungen).*

Wie oben diskutiert, liegt dem Konzept der Impfungen eine völlig falsche Vorstellung darüber zugrunde, *wie* unser Immun-

---

land, und zwar nicht aus den ländlichen und bäuerlichen Regionen, dort wo die meisten Pollen fliegen, sondern aus den Städten, besonders von den privilegierten Schichten, dort wo geimpft wurde.

system arbeitet. Spätestens seit der Entdeckung oben dargestellter biologischer Naturgesetzmäßigkeiten ist dieses Gedankengebäude als rein theoretische Konzeption entlarvt. *Impfungen sind eine grobe Mißachtung*
- der Zweiphasigkeit der Erkrankungen,
- des ontogenetisch bedingten Systems der Mikroben,
- der miasmatischen Zusammenhänge der chronischen Erkrankungen.

Naturgesetze *sind!* Man kann keine Kompromisse mit ihnen schließen. – Entweder man ist schwanger oder nicht. Ein bißchen schwanger geht nicht.

Das Training des Immunsystems, wie man sich dies bislang vorstellte, gibt es nicht! Somit sind Begriffe wie „Impfschutz", „Immunität durch Impfungen", „Schutzimpfungen" oder „durch langjährige Tierversuche erprobt" widersinnig und nicht aussagekräftig. Demnach macht es auch keinen Sinn, ein bislang begonnenes Impfprogramm (z.B. Impfung gegen Polio) zu Ende zu bringen, da sich überhaupt kein echter Schutz aufbauen kann. Es ist also in jedem Fall dringend zu empfehlen, keine weiteren Impfungen vornehmen zu lassen – auch wenn beispielsweise bislang erst zweimal geimpft wurde –, denn gerade diese Impfung könnte zu erheblichen Schwierigkeiten führen.

Dieses Buch ist aus der Praxis heraus entstanden. Was meine Person betrifft, so kann ich nicht wider besseres Wissen und Gewissen handeln, wider meine persönlichen Erfahrungen. Aus diesem Grunde sind meine eigenen Kinder nicht geimpft. Ansonsten trete ich für eine objektive, sachlich fundierte Aufklärung sowie für eine *natürliche* Lebensweise ein. Kein Arzt oder Heilpraktiker nimmt einem die Verantwortung ab, auch dann nicht, wenn es teilweise so scheint oder suggeriert wird! Nur die Eltern allein sind Entscheidungsträger! Sie sollten *sich*

111

der Verantwortung stellen und *frei entscheiden,* jedoch erst dann, *wenn sie sich eingehend mit dem Pro und Contra der Impfungen befaßt haben.* (Und diese Entscheidung ist dann zu respektieren!) Sie sollten sich dabei auch der Tatsache bewußt sein, daß es nicht nur um die Gesundheit ihrer eigenen Kinder geht, sondern daß jeder ein Stück Verantwortung für die Gesellschaft und den Fortbestand der gesamten Menschheit trägt.

Lassen Sie mich deshalb empfehlen, dieses kleine Werk mehrmals zu lesen (studieren) und – vor allem – mit Stift; d.h. lesen Sie dieses Buch und unterlegen Sie die für Sie wichtigen Passagen und Zusammenhänge mit einem Textmarker, so daß Sie später die relevanten Stellen ohne Mühe wiederauffinden können. – Und glauben Sie nicht alles ungeprüft! *Die Naturgesetzmäßigkeiten und dargestellten Zusammenhänge lassen sich überall verifizieren.* Dazu genügt *gesunder Menschenverstand* (nicht etwa ein Medizinstudium). Beobachten Sie hierzu genau Ihre Umgebung. Es ist wichtig, daß Sie alles verstehen und Zusammenhänge erkennen. (Ihr Glaube ist nicht gefragt!) Dies ist gar nicht so einfach, denn wir alle sind über Jahrzehnte hinweg – ja sogar über Generationen – falsch konditioniert worden! Es braucht also gewiß seine Zeit, bis man sich der alten Konditionierungen entledigt hat und all die neuen Gedankengänge in Fleisch und Blut übergegangen sind.

Helfen Sie mit, diese Zusammenhänge publik zu machen. Nur so haben wir eine Chance, etwas bewegen zu können.

Zu guter Letzt sei noch ein Zitat von Dr. Jacques Kalmar angeführt, welches auf den ersten Blick recht ketzerisch klingt, aufgrund der dargestellten Zusammenhänge jedoch in einem ganz anderen Licht erscheint:

112

Wenn wir die Zusammenhänge um Gesundheit und schließlich Impfungen studiert haben, „bedarf es des Gemüts eines Kamikazefliegers, um sich selbst impfen zu lassen. Um jedoch sein eigenes Kind impfen zu lassen, muß man bereits die dunklen Abgründe der Gewissenlosigkeit erreicht haben. Jede Impfung ist, wissenschaftlich gesehen, ein Skandal."

Empfohlene Literatur zu Impfungen

- Buchwald, G., „Impfen – Das Geschäft mit der Angst", 1994, Emu Verlag, Lahnstein
- Burnett, J.C., „Vakzinose und ihre Heilung mit Thuja", 1991, Verlag Müller & Steinicke, München
- Coulter, H.L., „Impfungen – der Großangriff auf Gehirn und Seele", 2. Auflage, 1995, Hirthammer Verlag, München
- Coulter, H.L., Fisher, B.L., „Dreifach-Impfung – Ein Schuß ins Dunkle", 1991, Barthel & Barthel Verlag, Berg
- Cournoyer, C., „Impfen – ja oder nein? – Impftheorie nicht mehr haltbar", 1994, Waldthausen Verlag, Ritterhude
- Delarue, F.u.S., „Impfungen – der unglaubliche Irrtum", 6. Auflage, 1996, Hirthammer Verlag, München
- Delarue, S., „Impfschutz – Irrtum oder Lüge?", 2. Auflage, 1995, Hirthammer Verlag, München
- Pfeiffer, H., „Impfungen und Homöopathie", Therapeutikon 6/1992, Braun GmbH, Karlsruhe
- Schär-Manzoli, M., „Das Tabu der Impfungen", 2. Auflage, 1991, AG STG, Schweiz (zu beziehen bei: ATRA, Casa Orizzonti, CH-6517 Arbedo)

Zur Entscheidungsvorbereitung besonders empfehlenswert: •

113

Magazin zur Impfthematik (vierteljährlich)

– „Internationale Impfnachrichten", Dr. med. Kris Gaublomme
(Hrsg.), Genk, Belgien
deutsche Ausgabe zu beziehen bei: Homöopathie, Seminare –
Vertrieb P. Irl, Auf der Schuchen 23, 82418 Seehausen

Die folgenden Unterlagen, welche für alle Eltern aber auch für
Kinderärzte sehr empfehlenswert sind, können bei der *„Ärzte-
Arbeitsgruppe für differenzierte MMR-Impfungen, CH-3000
Bern – 9"* gegen Rechnung angefordert werden:

– „Impfen", Separatdruck aus „Schweizer Hebamme 6/91",
Schweiz
– „Die Impfkampagne gegen Masern, Mumps und Röteln – ein
Zwangsszenarium ins Ungewisse. Ärztliche Bedenken zur
Weiterführung der MMR-Impfkampagne in der Schweiz"

Empfohlene Literatur
zur Klassischen Homöopathie

- Kent, J.T., „Zur Theorie der Homöopathie – Vorlesungen über Hahnemanns Organon", 3. Auflage, 1985, Verlag Grundlagen und Praxis, Leer
• Risch, G., „Homöopathik", 1985, Pflaum Verlag, München
- Voegeli, A., „Heilkunst in neuer Sicht", 5. Auflage, 1983, Haug Verlag, Heidelberg

Zum Einstieg besonders gut geeignet: •

Homöopathischer Kinderfragebogen
(für Therapeuten)

- Plattner, I., Grätz, J.-F., „Homöopathische Behandlung Ihres Kindes – Fragebogen", 2. Auflage, 1994, 16 Seiten DIN A4; DM 5,– zzgl. Versandkosten. Bezugsadresse: Andrea Grätz, Heimatshausener Straße 20, D-82319 Starnberg/See, Tel. 08151 / 15361

außerdem lieferbar: *Fragebogen für Erwachsene*

- Grätz, J.-F., „Fragebogen für Ihre homöopathische anti-miasmatische Behandlung", 3. Auflage, 1996, 32 Seiten DIN A4; DM 8,– zzgl. Versandkosten

Einige Begriffserläuterungen

– immunisieren:
Von der offiziellen Medizin gebrauchter Begriff: Gegen Erreger ansteckender Krankheiten und gegen bestimmte Gifte auf künstlichem Wege (durch „Schutzimpfung") unempfindlich machen
Im allgemeinen Sprachgebrauch und in der medizinischen Literatur wird der Begriff Immunisation synonym für Impfung bzw. „Schutzimpfung" verwendet. In dem vorliegenden Buch wurde allerdings sehr sparsam mit diesem Fachwort umgegangen, da weiterhin stillschweigend unterstellt und suggeriert würde, daß Impfungen derart wirken.

– Vegetatives Nervensystem:
Teil des Nervensystems, der den vegetativen Funktionen dient, das heißt, der Regelung der unbewußten und vom Willen unabhängigen inneren Lebensvorgänge und deren Anpassung an die Erfordernisse der Umwelt; setzt sich aus zwei Anteilen zusammen: Sympathikus und Parasympathikus – vereinfachend gesagt: Regulation für Kampf, Streß, Flucht und Abwehr des Körpers sowie Regulation für Ruhe, Erholung und Regeneration.

– Sympathikus:
„Streßanteil" des vegetativen Nervensystems.

– Parasympathikus oder Vagus:
„Regenerationsanteil" des vegetativen Nervensystems.

– Innervierung / Innervation:
Teil und Funktionszustand des (vegetativen) Nervensystems.

116

– Eutonie:
Normale Innervation durch steten Wechsel von sympathischem und parasympathischem Anteil beim Gesunden (z.B.: Tag/Nachtrhythmus).
– Sympathikotonie:
Innervierung, bei der der Sympathikus vorherrschend ist, also Kampf-, Streß-, Abwehr- und Fluchtinnervierung.
– Parasympathikotonie / Vagotonie:
Innervierung, bei der der Parasympathikus vorherrschend ist, also Ruhe-, Erholungs- und Regenerationsinnervation.

– Miasma:
Die Krankheit hinter der Krankheit. Fest umrissener Begriff in der Homöopathie, der den Charakter einer *chronischen Grundkrankheit* beschreibt. Es werden vier Miasmen unterschieden, die ererbt oder im Laufe des Lebens erworben werden können: die *Psora,* die Sykosis, die *Syphilinie (syphilitische Konstitution)* und die *Tuberkulinie.* Alles Chronische geht auf diese Miasmen zurück. Darüber hinaus gibt es auch ein fünftes Miasma rein artifizieller Natur: das *Arzneimittelmiasma* (aufgrund jahrelanger Behandlung mit schweren Medikamenten). Eine erfolgreiche homöopathische Behandlung chronischer Erkrankungen ist nur unter der Berücksichtigung dieser Miasmen zu erreichen (vergl. 1.9, 1.10 und 2.6), denn diese haben niemals die Tendenz, von selbst zu heilen. Sie sind immer gegenwärtig und schreiten ständig weiter fort, häufig schleichend und mit vielen latenten – nicht in Erscheinung tretenden – Phasen.

– Psora:
Das sog. *chronische Krätzesiechtum.* Ein von Hahnemann gewählter Begriff für sämtliche *Folgen von Unterdrückung* und funktionellen Störungen. Gemeint sind hauptsächlich die

lokale Behandlung von Krankheitsmanifestationen, insbesondere von Hautausschlägen. Mit dem Verschwinden dieser äußerlichen Symptome wird die Krankheit ins Innere getrieben und zeigt sich nun an lebenswichtigeren Organen, wie z.B. an der Lunge (beispielsweise im Form von chronischer spastischer Bronchitis oder Asthma). Der Patient ist von einer „leichteren" Krankheit befreit; dafür hat er sich eine schwerere hinzugezogen. Im Grunde genommen handelt es sich aber um denselben energetischen Prozeß (dieselbe *innere Krankheit*), der sich im Organismus nur anders äußert. Wird nun das Asthma homöopathisch behandelt, so muß der Hautausschlag (z.B. die Neurodermitis) wiederkommen, sofern das Lungenleiden derart – durch Unterdrückung des Hautleidens – entstanden ist. Jener verschwindet dann unter demselben homöopathischen Arzneimittel wie das Asthma oder ein Folgemittel wird erforderlich. Hautausschlag und Asthma gehören also zu ein- und derselben Krankheit hinter der Krankheit, dem Miasma Psora. – Die Psora ist sehr leicht übertragbar (schon durch Hautkontakt). Sie wird aber auch vererbt. Das bedeutet: Ein Mensch kann trotzdem psorisch sein, auch wenn er niemals Hautprobleme gehabt hat; die Reaktionsweise im Sinne von Krankheitsverschiebung (von einem Organsystem auf ein anderes) und dergl. ist ihm jedoch eigen.

– Sykosis:
Das sog. *chronische Trippersiechtum,* die *Feigwarzenkrankeit.* Diese chronische Grundkrankheit geht sehr oft auf eine Gonorrhoe (Tripper) oder ähnliches zurück. Das gilt nicht nur für den Patienten selbst, sondern auch für seine Blutsverwandtschaft, denn die sykotische Reaktionsweise wird auch weitervererbt. Sie ist im Säuglingsalter schon recht ausgeprägt und umfaßt Blähungskoliken, Windeldermatitis, ver-

118

klebte Wimpern und Augen, Säuglingsschnupfen, Vorhaut-
verklebungen und Phimose, Scheidenverklebungen (Syne-
chie), Schlafprobleme und dergl. mehr. Später zeigt sich dieses Miasma in erster Linie im Urogenitaltrakt, d.h. die
Sexualorgane und die ableitenden Harnwege sind betroffen.
Klinische Krankheitsbilder sind häufige Blasen-, Nieren-
becken- oder Eierstockentzündungen, Menstruationspro-
bleme aller Art, Eileiterschwangerschaften, Fehl- und Frühgeburten, Unfruchtbarkeit, genitale Pilzinfektionen, um nur
einige zu nennen. Aber auch chronische Neben- und Stirn-
höhlenvereiterungen, Heuschnupfen, eine Form des Asthmas,
Krankheiten des rheumatischen Formenkreises, Gicht, Reak-
tionsschwäche, Depressionen, panische Ängste und psychoti-
sche Zustände gehören zu diesem Typ von Miasma. Die Sykosis ist über den Geschlechtsweg übertragbar.

– Syphilinie oder syphilitische Konstitution:
Die Syphilinie geht auf das Vorkommen einer *Syphilis in der
Blutsverwandtschaft* zurück. Ihre Reaktionsweise ist gekennzeichnet durch Destruktion und umfaßt vor allem Geschwüre
jeglicher Art (z.B. Ulcus cruris – offenes Bein). Besonders
betroffen sind auch die harten Gewebe (wie Knochen), Ner-
ven und Sinnesorgane. Da es sich hier wiederum um ein ve-
nerisches Miasma handelt, das nur auf dem Geschlechtswege
erworben wird, gibt es auch viele Symptome in den Repro-
duktionsorganen. Darüber hinaus sind Mißbildungen aller
Art und schwere psychische Störungen typisch für die Syphilinie.

– Tuberkulinie:
Die Tuberkulinie wird gesehen als *aktive Psora mit latent
vorhandener Syphilinie,* welche jedoch ein eigenes ausgeprägtes Erscheinungsbild hat. Beim Vorhandensein des tuber-

kulinischen Miasmas findet der Homöopath sehr häufig eine *Tuberkulose als familiäre Vorbelastung.* Die Beschwerden manifestieren sich hauptsächlich im oberen und unteren Respirationstrakt (Atmungstrakt). Es kommt häufig zu Mandelentzündungen, auffälliger Erkältungsneigung, Bronchitis bis hin zu Lungenentzündungen, Asthma und ähnlichem mehr. Des weiteren gehören dazu ständige Mittelohrentzündungen, Lymphdrüsenschwellungen, rachitische Erscheinungen und Kropf zu diesem Miasmatyp.

– Arzneimittelmiasma:
Das Arzneimittelmiasma ist rein artifizieller Natur (künstlich hervorgerufen) und geht zurück auf den Konsum von schweren Arzneimitteln. Das beginnt heutzutage oft schon im Kindesalter mit fiebersenkenden Mitteln, geht über die Einnahme von Antibiotika, Cortison, Antiepileptika bis hin zu Psychopharmaka und anderen immunsuppressiven (unterdrückenden) Medikamenten. Aber auch nicht-rezeptpflichtige Präparate, welche häufig, regelmäßig oder über einen sehr langen Zeitraum eingenommen werden, können dieses Miasma auslösen.

– „homöopathisch impfen":
Es gibt keine homöopathischen Impfungen! Homöopathie ist nur in einer Similebeziehung möglich, d.h. wir brauchen Symptome und Zusammenhänge (wie z.B. auslösende Ursachen), um das richtige Arzneimittel zu verabreichen. Eine gezielte Prophylaxe kann es daher nicht geben, selbst wenn einige Homöotherapeuten dies so propagieren. Sie tun der Impffrage damit keinen Gefallen und gefährden trotzdem Menschen, da die angeblichen homöopathischen Impfungen keinen sicheren Schutz bieten können und eine vermeintliche Sicherheit vortäuschen. - Die *beste Prophylaxe* ist immer ei-

ne *antimiasmatische Behandlung* mit einer individuell festgelegten Abfolge von chronischen Similia. Hierdurch wird die Lebenskraft in die Lage versetzt, Krankheiten und Schädigungen – auch durch Impfungen – abzuwehren.

Quellenverzeichnis

- Allen, H.C., „Nosoden", 2. Auflage, 1992, Barthel & Barthel Verlag, Berg
- Allen, J.H., „Die chronischen Krankheiten – die Miasmen", 1987, Verlag Renée von Schlick, Aachen
- Bakker, G., „Positive Homöopathie (Kapitel Homöopathische Prophylaxis)", 1960, Haug Verlag
- Bönninghausen, v., C., „Über die Heilkraft der Thuja gegen Menschenblattern", Allgemeine homöopathische Zeitung 37, 1849
- Braun, A., „Mutmaßungen zur Iatrogenese der Pollinose", Allgemeine Homöopathische Zeitung, Heft 5/1987
- Braun, A., „Mutmaßungen zur Iatrogenese der Pollinose und ihre therapeutischen Konsequenzen", Deutsches Journal für Homöopathie, Heft 4/1987
- Bruker, M.O., „Unsere Nahrung, unser Schicksal", Emu Verlag, Lahnstein
- Bruker, M.O., Gutjahr, I., „Biologischer Ratgeber für Mutter und Kind", Emu Verlag, Lahnstein
- Buchwald, G., „Die Grippeschutzimpfung – ein Lotteriespiel mit 300 Möglichkeiten", Der Naturarzt, Heft 10/1992
- Buchwald, G., „Gedanken zu Publikationen eines Impfgegners (Richtigstellung zur Veröffentlichung des Herrn W. Ehrengut)", Naturheilpraxis, Heft 8/1989
- Buchwald, G., „Gefährliche Impfungen (Serie)", Der Naturarzt, Hefte 2/1988 – 10/1988

- Buchwald, G., „Impfen – Das Geschäft mit der Angst", 1994, Emu Verlag, Lahnstein
- Buchwald, G., „Impfen schützt nicht, Impfen nützt nicht – Impfen schadet!", Der Gesundheitsberater, Heft 8/1988
- Buchwald, G., „Impfungen – Ein Verbrechen an unseren Kindern", Erfahrungsheilkunde, Heft 2/1991
- Buchwald, G., „Impfungen: Geschäft, Nutzen oder Schaden?", naturamed, Heft 4/1993
- Buchwald, G., „Impfungen und ihre Schäden am Beispiel der Pockenimpfung", Medizinalpolitischer Verlag, Hilchenbach
- Buchwald, G., „Ist ‚Hyperaktivität' ein Impfschaden?", Der Naturarzt, Heft 11/1990
- Buchwald, G., „Nützt Impfen? – Schützt Impfen? – Schadet Impfen?", Deutsches Journal für Homöopathie, Band 11, Heft 2/1992
- Buchwald, G., „Über Todesfälle nach der Wundstarrkrampf-(Tetanus)Impfung", Erfahrungsheilkunde, Band 37, Heft 1/1988
- Burnett, J.C., „Vakzinose und ihre Heilung mit Thuja", 1991, Verlag Müller & Steinicke, München
- Coulter, H.L., „Impfungen – der Großangriff auf Gehirn und Seele", 2. Auflage, 1995, Hirthammer Verlag, München
- Coulter, H.L., Fisher, B.L., „Dreifach-Impfung – Ein Schuß ins Dunkle", 1991, Barthel & Barthel Verlag, Berg
- Cournoyer, C., „Impfen – ja oder nein? – Impftheorie nicht mehr haltbar", 1994, Waldthausen Verlag, Ritterhude
- Delarue, F.u.S., „Impfungen – der unglaubliche Irrtum", 6. Auflage, 1996, Hirthammer Verlag, München
- Delarue, S., „Impfschutz – Irrtum oder Lüge?", 2. Auflage, 1995, Hirthammer Verlag, München
- Eichelberger, O., „Klassische Homöopathie", 4 Bände, Haug Verlag, Heidelberg
- Eichelberger, O., „Rundbriefe zur Weiterbildung in Klassischer Homöopathie", 1990-1995, München

122

- Ehrengut, W., „Gedanken zu Publikationen eines Impfgegners", Naturheilpraxis, Heft 5/1989
- Eisfelder, H.W., „Orale Immunisierung bei Poliomyelitis", Zeitschrift für Klassische Homöopathie, Heft 5/1959
- Enderlein, G., „Akmon – Bausteine zur Vollgesundheit und Akmosophie", 3 Bände, 1955-59, Ibica Verlag, Aumühle
- Enderlein, G., „Bakterien-Cyclogenie", 2. Auflage, 1981, Semmelweis Verlag, Hoya
- Fehr-Knüppel, I., „Ärztin impft nicht mehr", Homöopathie Kurier
- Finck, H., „Impfen – Ein Verbrechen an unseren Kindern?", Natur & Heilen, Heft 3/1990
- Finck, H., „Leben ohne Impfungen – die gesündere Alternative", Natur & Heilen, Heft 5/1990
- Finck, H., „Machen Massenimpfungen massenhaft krank?", Natur, Heft 12/1990
- Fischer, J., „Impfungen aus anthroposophischer Sicht", Therapeutikon, Heft 6/1992
- Flehmig, I., „Normale Entwicklung des Säuglings und ihre Abweichungen", 4. Auflage, 1990, Thieme Verlag, Stuttgart
- Gaublomme, K., „Internationale Impfnachrichten", Magazin, Genk, Belgien
- Ghezzo, M.P., „Ein weiteres Opfer der Polio-Impfung – Das Drama von Kirsten", Orizzonti, Heft 4/1993
- Ghezzo, M.P., „TB: Die große Illusion", Orizzonti, Heft 4/1993
- Grätz, J.-F., „,Absolute Sterilität' – unabdingbare Realität?", Naturheilpraxis, Heft 10/95, Pflaum Verlag, München
- Grätz, J.-F., „Impfen – Eine Gefahr für die Gesundheit", 4. Internationaler Kongreß ‚Neuer Wissenschaftlicher Ausblick', Oktober 1995, Lindau
- Grätz, J.-F., „Impfen: Ja oder Nein? – Aspekte aus Sicht der

Neuen Medizin und Klassischen Homöopathie", 2. Congress
'Medizin im Wandel', April 1995, Hamburg
- Grätz, J.-F., „Impfung aktiviert tuberkulinisches Miasma",
  Naturheilpraxis, Heft 9/94, Pflaum Verlag, München
- Gunn, T., „Gedanken zu Impfungen", Internationale Impf-
  nachrichten 2/95, Genk, Belgien
- Günter, E., „Lebendige Nahrung", 21. Auflage, 1990, Verlag
  Ernst Günter, Thöringen
- Hackethal, J., „Der Meineid des Hippokrates – Von der
  Verschwörung der Ärzte zur Selbstbestimmung des Patien-
  ten", 1992, Lübbe Verlag, Bergisch Gladbach
- Hackethal, J., „Der Wahn, der mich beglückt – Karriere und
  Ketzerei eines Arztes", 1995, Lübbe Verlag, Bergisch Glad-
  bach
- Hahnemann, S., „Die chronischen Krankheiten", 2. Auflage,
  1835, Haug Verlag, Heidelberg
- Hahnemann, S., „Organon der Heilkunst", 6. Auflage, 1921,
  Haug Verlag, Heidelberg
- Hamer, R.G., „Kurzfassung der Neuen Medizin (Stand
  1994)", 1994, Amici di Dirk Verlagsgesellschaft, Köln
- Hamer, R.G., „Vermächtnis einer Neuen Medizin", 3. Aufla-
  ge, 1991, Amici di Dirk Verlagsgesellschaft, Köln
- Heede, K.O., „Millionen könnten geheilt werden", 1985, Verlag Mehr Wissen, Düsseldorf
- Hauptmann, H., „Homöopathie in der kinderärztlichen Praxis", 1991, Haug Verlag, Heidelberg
- Hering, C., Letter of Dr. Constantine Hering of Philadelphia
  on vaccination. Dedicated to the homoeopathic practitioners
  of Great Britain. 1830, The American Homoeopath 6, 1880
- Herscu, P., „Die homöopathische Behandlung der Kinder",
  1993, Kai Kröger Verlag, Groß Wittensee
- Imhäuser, H., „Homöopathie in der Kinderheilkunde",
  8. Auflage, 1987, Haug Verlag, Heidelberg

- Inglis, B., „Geschichte der Medizin", 1966, Scherz Verlag
- James, W., „Impfstoffe: Wissen Sie, was drin ist?", Internationale Impfnachrichten 2/94, Genk, Belgien
- Kent, J.T., „Zur Theorie der Homöopathie – Vorlesungen über Hahnemanns Organon", 3. Auflage, 1985, Verlag Grundlagen und Praxis, Leer
- Knieriemen, H., „Impfen – dogmatisierter Irrweg", Natürlich, Heft 4/1993
- Leick-Welter, C. „Der plötzliche Kindstod ist kein Schicksal", raum & zeit, Heft 71/1994
- Lutze, A., „Die Schutzpocken-Impfung völlig unnütz und Verderben bringend – Ein Mahnruf allen Staatsgewalten ans Herz gelegt", 1861, Cöthen
- Mendelsohn, R.S., „The Risks of Immunization and How to Avoid Them", The People's Doctor Newsletter, 1988, Evaston
- Mendelsohn, R.S., „Trau keinem Doktor: Bekenntnisse eines medizinischen Ketzers – Über die enormen Gefahren der modernen Medizin und wie man sich davor schützen kann", 3. Auflage 1993, Verlag Mahajiva, Holthausen/ü. Münster
- Nittinger, C.G.G., „Über die 50jährige Impfvergiftung des württembergischen Volkes", 1850, Stuttgart
- NN, „Der Homöopathie-Kurier", 1987, Hefte 3 und 4, Seehausen
- NN, „Die Impfkampagne gegen Masern, Mumps und Röteln – ein Zwangsszenarium ins Ungewisse. Ärztliche Bedenken zur Weiterführung der MMR-Impfkampagne in der Schweiz"
- NN, „Impfen", Separatdruck aus „Schweizer IIcbamme 6/91", Schweiz
- NN, „In der Konservenbüchse", Süddeutsche Zeitung, 18.2.1993, Ressort Wissenschaft
- NN, „Interview mit Dr. Archie Kalokerinos", Internationale Impfnachrichten 2/95, Genk, Belgien
- NN, „Neuer Hausschatz der Naturheilkunde", 1936, Wiest

Verlag, Leipzig/Köthen
- Pfeiffer, H., „Homöotherapie der Bewegungsstörungen im Kindesalter", 1991, Verlag Maudrich, Wien
- Pfeiffer, H., „Impfungen und Homöopathie", Therapeutikon, Heft 6/1992
- Pröll-Hölzl, I., „Skepsis: Impfen oder nicht impfen?", SWF Presse-Archiv
- Quast, U., Thilo, W., Fescharek, E., „Impfreaktionen – Bewertung und Diffentialdiagnose", 1993, Hippokrates Verlag, Stuttgart
- Risch, G., „Die Anfänge der Miasmen-Lehre Hahnemanns", Naturheilpraxis, Heft 2/1995
- Risch, G., „Homöopathik", 1985, Pflaum Verlag, München
- Ruesch, H., „Die Fälscher der Wissenschaft – Technischer Rapport", 4. Auflage, Hirthammer Verlag, München
- Ruesch, H., „Die Pharma Story – Der große Schwindel", 4. Auflage, 1994, Hirthammer Verlag, München
- Ruesch, H., „Nackte Herrscherin – Entkleidung der medizinischen Wissenschaft", 2. Auflage, 1985, Civis Verlag, Klosters
- Ruf-Bächtiger, L., „Das frühkindliche psychoorganische Syndrom", 2. Auflage, 1991, Thieme Verlag, Stuttgart
- Rusch, R., „Zappelhannes", 1988, Anrich Verlag, Kevelaer
- Sandler, B., „Vollwerternährung schützt vor Kinderlähmung und anderen Viruserkrankungen", Emu Verlag, Lahnstein
- Schär-Manzoli, M., „Das Tabu der Impfungen", 2. Auflage, 1991, AG STG, Schweiz
- Schär-Manzoli, M., „Die Show der Impftungen", Orizzonti, Heft 1/1994
- Schär-Manzoli, M., „Geimpfte Kinder erkranken an Mumps!", Orizzonti, Heft 3/1993
- Schär-Manzoli, M., „Holocaust (aktuelle Tierversuche, Laboratorien)", 2. Auflage, 1991, AG STG, Schweiz

126

- Schär-Manzoli, M., „Polio: Zauberei oder Fehler?", Orizzonti, Heft 4/1993
- Schreiber, D., „Gründe gegen die allgemeine Kuhpocken-Impfung", 1834, Eschwege
- Schütt, R., „Lathyrus und Polio-Schluckimpfung", Zeitschrift für Klassische Homöopathie, Heft 5/1962
- Sellin, B., „ich will kein inmich mehr sein – botschaften aus einem autistischen kerker", 1993, Verlag Kiepenheuer & Witsch, Köln
- Tietze, H.G., „Botschaften aus dem Mutterleib – Pränatale Eindrücke und deren Folgen", 2. Auflage, 1984, Ariston Verlag, Genf
- Unkelbach, J., „Das Impfproblem", Naturheilpraxis, Heft 10/1983
- Vermeulen, F., „Kindertypen in der Homöopathie", 1992, Sonntag Verlag, Stuttgart
- Verny, T., Kelly, J., „Das Seelenleben des Ungeborenen", 9. Auflage, 1991, Ullstein Verlag, Frankfurt
- Voegeli, A., „Heilkunst in neuer Sicht", 5. Auflage, 1983, Haug Verlag, Heidelberg
- Voegeli, A., „Homöopathische Therapie der Kinderkrankheiten", 5. Auflage, 1989, Haug Verlag, Heidelberg
- Vojta, V., „Die zerebralen Bewegungstörungen im Säuglingsalter", 5. Auflage, 1988, Enke Verlag, Stuttgart
- Weber, E., „Die Impffrage und das Impfgesetz", 1881, Dr. Willmar Schwabe, Leipzig
- Wolff, E., „Die Schlacht auf dem Zahlenberge – Impfgegnerschaft im späten 19. Jahrhundert – Das Beispiel Sachsens". In: Münch, R., „Pocken zwischen Alltag, Medizin und Politik", 1994, Verlag für Wissenschafts- und Regionalgeschichte, Berlin
- Wolff, E., „Medikalkultur und Modernisierung – Über die Industrialisierung des Gesundheitsverhaltens durch die

Pockenschutzimpfung und deren Grenzen im 19. Jahrhundert". In: Dauskardt, M., Gerndt, H. (Hrsg.), „Der industrialisierte Mensch", 28. Deutscher Volkskundekongreß in Hagen, 1991, Münster
– Wolff, E., „Prävention, Impfzwang und die Rolle der Medizinethnologie", Curare, Vol.14, 1991